天津市科普重点项目

医患交流·癌症防治与康复系列丛书

肿瘤放化疗
百问百答

名誉主编　王　平
主　　编　张会来　庄洪卿
副主编　　李兰芳　钱正子　王境生
　　　　　庄洪霞　宋永春
编　　委　（按姓氏汉语拼音排序）
　　　　　边建良　陈华明　崔尧丽　董　洋
　　　　　侯　芸　李丰彤　孙大永　陶　振
　　　　　王清鑫　王世江　袁鲁明　袁香坤
　　　　　朱炳涛　朱向高

天津出版传媒集团

天津科技翻译出版有限公司

图书在版编目(CIP)数据

肿瘤放化疗百问百答 / 张会来, 庄洪卿主编. — 天津：天津科技翻译

出版有限公司, 2017.6

(医患交流·癌症防治与康复系列丛书)

ISBN 978-7-5433-3698-8

Ⅰ.①肿… Ⅱ.①张… ②庄… Ⅲ.①肿瘤–放射疗法–问题解答②肿

瘤–药物疗法–问题解答 Ⅳ.①R730.5-44

中国版本图书馆 CIP 数据核字(2017)第 112864 号

出　　版：天津科技翻译出版有限公司
出 版 人：刘 庆
地　　址：天津市南开区白堤路 244 号
邮政编码：300192
电　　话：(022)87894896
传　　真：(022)87895650
网　　址：www.tsttpc.com
印　　刷：天津市银博印刷集团有限公司
发　　行：全国新华书店
版本记录：700×960　16 开本　6.5 印张　65 千字
　　　　　2017 年 6 月第 1 版　2017 年 6 月第 1 次印刷
　　　　　定价：16.00 元

(如发现印装问题,可与出版社调换)

丛书编委会名单

丛 书 序

随着我国社会经济的发展以及老龄化的加速,恶性肿瘤的发病率呈逐年上升的趋势, 已成为严重威胁人民生命与健康的首要疾病。我国肿瘤防控目标是降低发病率,减少死亡率。许多研究表明,肿瘤是可以预防或改善预后的,1/3 的恶性肿瘤可以预防,1/3 通过早期发现、诊断后可以治愈,另外 1/3 通过合理有效的治疗不仅可以改善肿瘤患者的生活质量,也可以使患者的生存期得到延长。但普通公众,一方面对于肿瘤的发生、发展等一般知识缺乏了解,很多人都谈癌色变;另一方面,对肿瘤诊断、治疗的水平的提高认识不足,认为肿瘤就是绝症,因而影响了预防及治疗。因此,提高健康意识、普及肿瘤防治相关科学知识是目前医务工作者和普通公众共同面临的一项艰巨任务。

天津医科大学肿瘤医院作为我国规模最大的肿瘤防治研究基地之一,以严谨求实的治学作风培养了一大批医学才俊。这套《医患交流·癌症防治与康复》系列丛书就是由该医院的优秀青年专家以科学研究与临床实践为依据,从普通公众关心的问题出发编写而成。对肺癌、胃癌、结直肠癌、食管癌、乳腺癌、恶性淋巴瘤,以及肝胆胰、妇科、甲状腺等常见肿瘤,从读者的角度、以问答的形式概述了各肿瘤病种的致病因素、临床表现,以及诊断、治疗、康复知识。其目的在于答疑解惑,交流经验,给予指导和建议,提高患者及公众对肿瘤防治的认识,克服恐惧,进而开展有利的预防措施,正确对待肿瘤的治疗方法,接受合理的康复措施。

本套丛书内容客观、全面,语言通俗、生动,科学性、实用性强,不失为医学科普书籍的最大创新亮点与鲜明特色。

中国工程院院士
中国抗癌协会理事长

前　言

近十几年来,恶性肿瘤发病率持续上升,严重威胁人们的健康。放疗及化疗作为肿瘤治疗的主要手段, 在大多数的癌种的不同治疗阶段都具有重要作用,放化疗基础上的综合治疗在恶性淋巴瘤、颅内肿瘤、头颈部鳞癌、肺癌、食管癌、前列腺癌、乳腺癌等多种肿瘤中取得了令人欣喜的根治性效果,为众多患者延长了生存时间,提高了生活质量。同时,放疗及化疗具有较强的副作用,令广大患者及公众甚为恐惧,进而影响到合理地选择放化疗治疗方法,贻误最佳治疗的时机,甚至降低患者治疗效果及远期生存。因此,普及放疗及化疗知识成为肿瘤治疗中亟待解决的问题之一。

《肿瘤放化疗百问百答》是一本有关放疗和化疗概要性的科普书。重点论述放疗及化疗的基础知识及基本原则,强调了各种化疗药物的作用机制,放疗的流程,放疗及化疗的适应证、禁忌证、疗效、毒副反应,并介绍了常见肿瘤的化疗方案,对肿瘤患者如何正确接受治疗、减免不良反应、加快康复等问题进行了问答,使肿瘤患者及其家属全面了解放疗及化疗的相关问题。希望能够对患者的治疗有所裨益。诚然,因为时间所限,编写仓促,疏漏之处在所难免,望广大读者批评指正。

张会来　庄洪卿

2017 年 3 月

目　录

恶性肿瘤放疗过程中的常见问题

肿瘤化疗的一般治疗原则

恶性肿瘤化疗过程中的常见问题

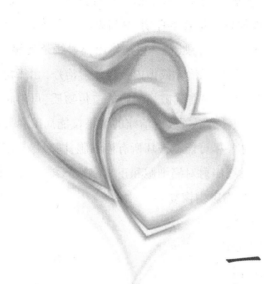

肿瘤放疗的一般治疗原则

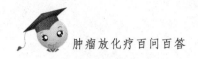

1 什么是放射治疗? 放射治疗在肿瘤治疗中有哪些作用?

放射治疗是使用放射线对人体特定部位给予合理剂量的照射达到治疗目的的治疗方法,多用于肿瘤治疗。放射治疗是对肿瘤组织进行照射,杀灭肿瘤细胞,以治愈肿瘤,能够延长患者生存期、提高患者生存质量。

放射治疗也称放疗、烤电、照光。它是使用辐射线杀死癌细胞,以缩小肿瘤。放射治疗可经由体外放射治疗或体内接近放射治疗。由于癌细胞的生长和分裂都较正常细胞快,借由辐射线破坏细胞的遗传物质,可阻止细胞生长或分裂,进而控制癌细胞的生长,不过放射治疗的效果仅能局限在接受照射的区域内。放射治疗的目标是要尽可能地破坏所有癌细胞,同时尽量减少对邻近健康组织的影响。虽然辐射线照射对癌细胞和正常细胞都会造成损伤,但大多数正常细胞可从放射治疗的伤害中恢复。

肿瘤对放射敏感性的高低与肿瘤细胞的分裂速度、生长快慢成正比。同一种肿瘤的病理分化程度与放射敏感性成反比,即肿瘤细胞分化程度低则放射敏感性高,而分化程度高者则放射敏感性低。因此临床根据肿瘤对不同剂量

> **温馨提示**
>
> 肿瘤的放射敏感性还和其生长方式有关,一般外突性生长的肿瘤如乳突型、息肉型、菜花型较为敏感,而浸润性生长的肿瘤如浸润型、溃疡型,则敏感性较低。

放射线的反应不同可分为三类:一类是对放射敏感的肿瘤,常照射 50~60Gy,肿瘤即消失,如淋巴瘤、精原细胞瘤、无性细胞瘤及低分化的鳞状上皮细胞癌、小细胞未分化型肺癌等;另一类是中度敏感的肿瘤,要照射到 60~70Gy,肿瘤才消失;再一类是对放射不敏感的肿瘤,其照射量接近甚至超过正常组织的耐受量,放射治疗的效果很差,如某些软组织肉瘤和骨的肿瘤等。

放射敏感性与放射治愈率并不成正比。放射敏感性强的肿瘤,虽然局部疗效高,肿瘤消失快,但由于它的恶性程度大,远处转移机会多,因而难以根治。

鳞状上皮癌的放射性属中等,但它的远处转移少,故放射治愈率较高,如皮肤癌、鼻咽癌、子宫颈癌。另外,对淋巴肉瘤、髓母细胞瘤等较敏感。高度敏感的有多发性骨髓瘤、精原细胞瘤、卵巢无性细胞瘤、尤文瘤、肾母细胞瘤等。高度敏感的肿瘤可以以放疗为主,早期宫颈癌、鼻咽癌、舌癌、早期的食管癌等放疗的5年生存率均可达90%以上。这些癌症的晚期放疗有时也能取得一定的疗效。

根据世界卫生组织10年前的统计,约有55%的恶性肿瘤可被治愈,其中手术可治愈25%,放疗可治愈20%,化疗可治愈10%。目前放疗是治疗恶性肿瘤治疗的三大手段之一,肿瘤患者中70%要接受放疗,所以,放射治疗在肿瘤的治疗中具有非常重要的作用。

2 放疗的机制是什么?

放疗是用X线、γ线、电子线等放射线照射在癌组织,由于放射线的生物学作用,能最大量地破坏并杀伤癌组织,使其缩小。其原理是依据大量的放射线所带的能量可破坏细胞的染色体,使细胞停止生长,所以可用于对抗快速生长分裂的癌细胞。放疗最常作为直接或辅助治疗癌症的方式。此外,骨髓移植前,也必须进行全身的放射线照射,以消除所有恶性的细胞。

这是一种利用放射线对癌细胞致死效果的疗法,由于足够的放射剂量仅是对被照射部位有治疗效果,所以和外科手术疗法相同,为局部疗法。由于进行放射疗法,能治疗,既能改善症状,又能延长生命,是最好的期望结果。

细胞对放射线的敏感性,是在分裂期最高,在DNA合成期其敏感性最低。放疗对异常增殖的癌肿给予大量的杀伤,使之缩小,同时机体再次发挥最大的调节功能。

3 放疗能治疗哪些肿瘤?

放疗的适应证非常广,传统上认为70%的肿瘤在治疗不同阶段需要放疗。特别是精准医学的发展,使放疗的应用范围越来越广。常见的肿瘤有以下几大

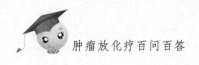

类。

颅内肿瘤：脑干肿瘤、胶质瘤、脑转移瘤、垂体瘤、颅咽管瘤、脊索瘤等颅内肿瘤。

头颈部肿瘤：鼻咽癌、上颌窦癌、腮腺癌、舌癌、喉癌、甲状腺癌及其他头颈部良恶性肿瘤。

胸腹部肿瘤：肺癌、食管癌、胸腺瘤、胃癌、肝癌、胆囊癌、胆管癌、胰腺癌、肾及肾上腺癌、直肠癌、前列腺癌、膀胱癌、宫颈癌、卵巢癌、外阴癌、阴茎癌、腹膜后原发性及转移性癌等。

其他肿瘤：皮肤癌、纤维肉瘤、脂肪肉瘤、淋巴瘤、椎体转移瘤、脊柱及四肢肿瘤等。

良性疾病：瘢痕、血管瘤、前列腺增生、膝关节色素绒毛结节性滑膜炎、子宫内膜增生、脾功能亢进、器官移植辅助手段等。

4 放疗有哪些类型？

放疗分为近距离照射和远距离照射两种，像手术中放疗、组织间插植放疗、中子刀腔内放疗等属于近距离照射。直线加速器、钴60等机器照射，与人体有一定距离的放疗就属于远距离照射。

我们说的放疗一般都是远距离照射，目前包括三维适形放疗、三维调强放疗、影像引导放疗以及伽玛刀等。

5 放射治疗肿瘤的优势有哪些？

放射治疗肿瘤的优势

- 无创伤，安全性好，治疗过程中患者神志清楚，无痛苦，不需麻醉，无出血、感染及明显的围术期风险等。
- 误差小，治疗范围精确，效果好。
- 适应证广，对于年老体弱或具有其他脏器(如心、肝、肾等)疾病及手术禁忌证的患者可施行治疗。
- 治疗简便、节省费用：每次治疗时间约20分钟，可不住院，费用相对较低，消除了外科手术后的复杂护理程序，患者的生存质量明显提高。
- 自动化程度高：先进的治疗设备使治疗的安全和有效性得到了有力的保障，治疗过程完全程序化、自动化。

6 放疗痛苦吗？

放疗利用放射线杀灭肿瘤,这种高能的放射线肉眼看不到。射线在杀灭肿瘤细胞的同时,对照射范围内的正常细胞也有损伤。正常组织的这种放射损伤在放疗结束后会逐渐恢复。在放疗刚开始时,患者不会出现放疗所致的痛苦,但随着放疗的继续进行,癌细胞坏死程度在逐渐加大,正常组织细胞损伤程度也会增加,这时会出现相应正常组织损伤的表现,这种现象叫放疗的急性反应(如放疗性食管炎,患者会感到吞咽时食管疼痛等)。此反应一般较轻,医生会根据病情进行处理,患者应配合治疗,不能因为这种暂时的放疗反应而放弃治疗肿瘤的机会。

7 放疗有哪些不良反应？

放射治疗部位不同,放疗的不良反应有所不同,例如口腔肿瘤放疗可引起涎腺分泌功能下降,出现口干。膀胱和直肠肿瘤放疗可引起放射性膀胱炎(小便次数多、尿痛、血尿)和放射性直肠炎(大便次数多、坠胀),脊髓照射量过大可引起截瘫。

温馨提示

全身反应比较轻,部分患者可有食欲下降,重者可有恶心、呕吐,有些患者白细胞可下降,但不会严重,一般来讲不必暂停放疗,只要我们合理进行放疗就不会出现严重的局部反应和全身反应。

8 放疗引起厌食、恶心、呕吐怎么办？

恶心、呕吐是肿瘤放疗时常见的副作用,大多数是因为放疗引起的胃肠功能紊乱造成的。防治的办法是:患者应注意卧床休息,多饮水,以利代谢物的排泄。应精心烹调食物,少食多餐,吃易消化的食物,不要吃过甜、辛辣油腻和气味不正的食物,吃咸味的点心和食物。口服维生素 B_6、甲氧氯普胺(胃复安)等药物,可减轻恶心,如呕吐严重可肌内注射甲氧氯普胺等药物。最简便的方法

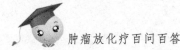
是用手按压或针刺内关穴和足三里穴，也会有所帮助。厌食是最早出现的症状之一，也是放疗过程中的一种副反应，对于食欲缺乏要根据不同情况对症下药。如因放疗引起的食欲缺乏，可服用维生素 B_6 及助消化药和开胃药，也可选择食用开胃食品山楂。上述症状较重者一般处理效果不好时，可考虑输液或停止放疗。

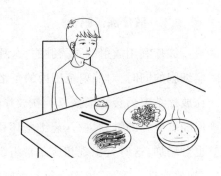

9 如何正确对待放疗引起的发热？

放疗过程中发热的情况时有发生，原因有多方面。放疗本身会造成的组织损伤，尤其是肿瘤组织坏死吸收可引起低热；放疗毒副反应引起的血象下降、免疫功能减退，也易合并病毒或细菌感染而引起发热，使用化疗或其他免疫增强药物等，也可造成发热加重。因此出现发热时，应首先明确原因，以便正确处理。

发热后可视程度不同采取相应处理措施。低于38℃的发热，可不用退热药物，多饮温开水，注意休息，促其排汗、排尿，多能耐受并稳定至正常。如体温超过38℃，引起明显头痛或全身不适，应使用退热药物，如阿司匹林、解热止痛片等，也可用湿毛巾行头部冷敷，待进一步明确发热原因后，再做相应处理，如应用抗生素控制细菌感染，应用抗病毒药物控制病毒感染，或适当调整原来的放疗、化疗方案等。

温馨提示

如体温持续升高达38.5℃以上，应暂停放疗，稳定病情，静脉输液给予支持。必要时，应用抗生素、维生素及适量的肾上腺皮质激素。

10 放疗对血象有何影响？

造血系统对放射线高度敏感，部分患者在放疗中可出现外周血象下降。其产生的原因是放射治疗时骨髓内各种造血细胞的分裂繁殖受到抑制，导致向周围血中释放的成熟细胞减少,包括白细胞、红细胞和血小板。放射线对生成这三种细胞的前体细胞的放射敏感程度是一样的,但由于白细胞和血小板的寿命很短,因此外周血中计数很快下降,而红细胞的生产时间很长,贫血出现较晚。因此放疗期间应每周检查一次血象,如白细胞低于 $3.0×10^9/L$,应暂停放疗。

单纯放疗一般不易引起明显的血象下降,下降的多少与照射野大小、部位及是否应用过或同时应用药物等因素有关,放疗中应加强饮食营养,促进造血功能,减轻放射线对骨髓的损害。食物宜高维生素、高蛋白。对下降明显者,应选用升高血象的药物,如升白细胞药物鲨肝醇、利血生、维生素 B_4。重度白细胞下降,有感染危险者,可应用粒细胞集落因子,如非格司亭(惠尔血)等,可使白细胞数量迅速回升,还可采用成分输血或输新鲜全血。白细胞下降明显者,其抵抗力明显下降,易合并细菌、病毒感染,应注意预防。有血小板减少者,应注意有无出血倾向,防止各种损伤,预防出血的发生。发生出血时,应积极应用止血药物。对于血象下降严重者,应停止放疗,及时纠正,并使用抗生素预防感染。

11 放射治疗对身体的免疫力有影响吗?

目前临床使用的放射线在杀死肿瘤细胞的同时,不可避免地影响正常组织,使机体免疫功能减退。有些患者在接受治疗中需做某些区域淋巴系统的照射和对邻近肿瘤的某些免疫器官(如胸腺)进行高剂量照射,有的需要进行全身照射、半身照射或全淋巴系统照射,导致患者的白细胞下降,免疫球蛋白水平下降,从而影响免疫功能。

12 放射治疗过程中,患者如何保护放射区的皮肤?

肿瘤患者放射治疗过程中,为了保护好放射区的皮肤,所穿内衣要宽松、柔软,最好是纯棉材质、吸水性强的内衣,以减少对局部皮肤的摩擦、

温馨提示

患者应注意保护放射区的皮肤,保证其完整性,以顺利完成放疗。

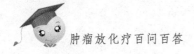

潮湿等刺激。照射局部保持清洁干燥,照射野标记要清晰可见,模糊不清时,应由医生重新标记,切不可自己涂画。不要在照射野内粘贴胶布、涂抹红汞、碘酒等刺激性药物,不用肥皂等碱性物质清洗局部,不要暴晒等,避免一切理化因素的刺激。

13 放射治疗区的皮肤瘙痒怎么办?

放射性皮肤损害是放疗中和放疗后经常遇到的问题,好发于颈部、腋下及腹股沟等皮肤薄嫩和多皱褶的部位。放射性皮损的发生除了与局部皮肤的解剖结构有关外,还与照射总剂量、分割剂量、总疗程时间、射线种类、外界气候条件及患者的自我保护等因素有关。照射部位的皮肤出现红斑、烧灼感和刺痒感时,可用手掌轻轻拍打局部皮肤,涂

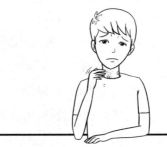

0.2%冰片淀粉或消毒干燥的滑石粉。在此期间,患者应将放射野内皮肤暴露、透气并保持干燥,忌用凡士林软膏或湿敷。放射野内皮肤尽量减少涂抹肥皂和用力搓擦,忌用手挠抓,以免加重局部皮肤的损伤。

14 放射治疗处的皮肤出现脱皮、糜烂、渗液怎么办?

在放疗期间,医师应定期检查放射野内的皮肤反应,一旦出现皮肤红肿或干性脱皮,可停照2~3日以避免皮肤损伤进一步发展而产生湿性脱皮。照射区域的皮肤出现充血、水肿甚至出现渗液和糜烂时,应暂停放疗。要保持患部清洁,严防感染,用含抗生素和地塞米松的软膏,如氯地霜外敷或用硼酸溶液湿敷以使皮损尽快愈合恢复治疗,可用庆大霉素、康复新湿敷后行暴露疗法,可起到抗感染、消除炎

温馨提示
照射区皮肤的破溃流水为正常的放疗反应,只要患者与医生通力合作、合理治疗是可以痊愈的。

症、水肿、加速病损组织修复的作用。也可涂紫草油,禁止使用酒精(乙醇)擦拭。湿润烧伤膏对放疗引起的皮肤损害也有很好的疗效。对于皮肤破溃同时合并的细菌感染,若较轻较局限,可外用抗炎药膏,如红霉素、氯霉素软膏;当感染较重时,可肌注或静点抗炎药物。

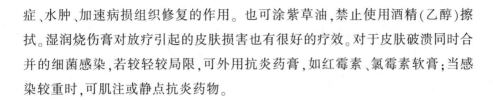 **15 放疗有什么需要忌口的吗?**

有的患者迷信民间的说法,认为进食鸡肉、鸡蛋、鱼等蛋白质丰富的食物,癌肿容易复发,从而长期进食的食物品种单调,影响食欲、营养不全面、不均衡,严重者还会出现营养不良、贫血、抵抗力下降。宫颈癌患者治疗后无需对饮食进行特殊控制,可逐步恢复到得病前的饮食。注意饮食要多样化、均衡饮食,多吃新鲜食品。

16 放疗期间患者会有哪些全身反应? 如何处理?

在放疗期间常见的全身反应有恶心、呕吐、食欲缺乏、疲乏等,一般都不十分严重, 多是因放疗后导致胃肠功能紊乱所致,也有的是因为脑干受到照射或放疗野太大, 加上患者精神紧张、忧虑、疼痛等都

温馨提示

白细胞和血小板下降,也是全身反应之一,可予以补血食物如猪肝、猪蹄、升血药物及中药配合治疗,必要时可输成分血并暂停放疗。

会加重这些反应。可以服用一些健胃消食的药物,如维生素 B_6、甲氧氯普胺(胃复安)或多潘立酮(吗丁啉)、胃蛋白酶等,以促进胃肠蠕动和消化。另外,应确立战胜疾病的信心,增强与病魔作斗争的勇气,把吃好饭当作第一项治疗,饮食上要做到色、香、味俱佳,种类多样,易消化,无特殊气味,饭后适当做些运动。如果反应十分严重,可采用配合输液,静脉滴注止吐药物,甚至暂时中止治疗的办法来解决。

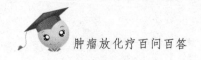

17 白细胞和血小板降至什么程度要停止放疗？

患者接受放疗时,尤其是照射较大范围的扁骨、骨髓、脾及大面积放疗,如全肺放疗、全骨盆放疗、全腹放疗时。造血系统受影响导致全血细胞下降,如白细胞和血小板的下降。白细胞和血小板下降到一定程度就会对人体产生影响并有一定的危害,如患者自觉全身乏力,易导致严重感染甚至败血症,有出血倾向,导致内脏、颅内出血致死亡。所以当白细胞小于 3×10^9 /L,血小板小于 70×10^9 /L 时应暂停放疗,升血对症治疗,血象恢复后再开始治疗。不过,当放射野较小,如垂体瘤的放疗,或放射野未包括造血系统时,如颈部的放疗、四肢软组织的放疗,如果白细胞在小于 3×10^9/L,但大于 2×10^9 /L,血小板小于 70×10^9/L,但大于 50×10^9/L 时,仍可继续放疗,但应严密监测血细胞的变化,如果呈逐渐下降的趋势,则应立刻停止放疗,加强升血治疗。

18 放疗过程中患者需要注意哪几个问题？

(1)在治疗过程中不需忌口,患者宜多服高维生素、高蛋白饮食,以加强营养,配合放疗。

(2)应保持照射区皮肤清洁,避免日晒、摩擦或机械性创伤,不滥用酸性、碱性、碘酒、油膏等药品,发现受照皮肤破溃时,找医生处理。照射野标记线,必须清晰可见;每日可用水清洗皮肤,严禁用香皂类清洗,防止标记线洗掉。

温馨提示

照射野标记线稍有模糊时,要找医生用专用墨水重划,千万不要自作主张,自己描或家属划,以免造成治疗部位失误或不准确。

(3)一般患者均能顺利完成整个放射治疗过程,一些体质很差的患者,即使已不能接受手术或化疗,但亦可完成放疗。放射治疗的过程中患者全身反应一般比较轻微,因照射部位及体积剂量不同,加之有体质差异,每个患者对治疗反应不尽相同,少数患者稍有乏力、食欲欠佳或有恶心感,另有少数患者白细胞下降;后一类患者主要是化疗后,骨髓抑制,或大面积放疗所致,一般使用升白细胞的药物后,很快就会恢复;而单纯局部、小面积的放疗则无明显的白细胞下降。

(4)局部放射反应程度与受照面积大小、剂量高低和组织器官有无其他病变有关。一般脑瘤患者,头部照射后照射部位,毛发可能脱落,但治疗结束后,头发一般很快会生长出来;面颈部分照射后,可有口干;胸部照射一定剂量后,出现吞咽时疼痛,一般能耐受,可继续照射,照射结束后疼痛感很快消失;腹部照射发生腹泻,照射结束后,腹泻很快停止。

19 放疗需要多长时间?

根据肿瘤性质和治疗目的,放疗分为根治性放疗、术前放疗、术后放疗、姑息性放疗。不同的放疗目的放疗完成所需的时间各异,下面分别详述。

(1)根治性放疗。单独用放疗手段控制甚至治愈肿瘤。部分肿瘤,如鼻咽癌、喉癌、扁桃体癌、舌癌、恶性淋巴瘤、宫颈癌、皮肤癌等单独放疗可治愈。另外,肿瘤生长的部位无法手术或患者不愿手术也可单独给予根治性放疗。根治性放疗时放疗剂量一定要用够量,否则会留下复发的隐患。一般需要6~7周时间完成。

(2)术前放疗。因肿瘤较大或与周围脏器粘连无法手术,术前先放疗一部分剂量,缩小肿瘤以便利于手术。一般需要3~4周时间完成,放疗后休息3~6周再手术。此放疗后休息是为了修复正常组织,同时使肿瘤进一步缩小利于手术切除。在放疗和休息期间癌细胞会逐渐死亡,不要担忧因手术推迟癌细胞是否会生长。

(3)术后放疗。因肿瘤生长在特殊部位、或与周围脏器粘连无法完全切除,这些残留肿瘤术后会发生复

温馨提示

如果残存肿瘤较少,只有在显微镜下看到有癌细胞残留,一般需要根治性放疗的2/3剂量即可,即4~5周时间。

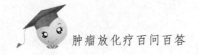

发和转移,所以术后应该放疗消灭残存癌细胞。放疗时间根据残存肿瘤多少而定。如果残存肿瘤较多,肉眼就能看到有肿瘤残留,几乎需要与根治性放疗同样的时间和剂量。

(4)姑息性放疗。因肿瘤生长引起患者痛苦,如骨转移疼痛、肿瘤堵塞或压迫气管引起呼吸困难、压迫静脉引起血液回流障碍至水肿、脑内转移引起头疼、肿瘤侵犯压迫脊髓引起瘫痪等危险,给予一定剂量的放疗缓解症状减轻痛苦。放疗剂量根据肿瘤部位和目的而异,从放疗数次到1个月时间不等。

20 放疗多长时间起作用?

放疗后放疗作用不能立即显现,放疗后数天或数周肿瘤细胞开始死亡,放疗结束后癌细胞坏死吸收仍将持续数周或数月。

21 放疗结束后为什么还要定期到医院复查?

所有的恶性肿瘤都有复发和转移的可能,而目前任何一种治疗都不能从根本上消除这种可能,只是减少复发和转移的概率。放疗也同样如此。因此患者在放疗结束后必须定期到医院复查,以便及早发现及时治疗复发肿瘤。

有些肿瘤对放射线不太敏感,放射治疗期间消退不明显,而当达到足量照射的放射治疗结束后肿瘤会渐渐消退。这种情况下患者应严格遵照医生的嘱咐定期到医院复查,以便根据情况做进一步治疗和处理。

放射线不但能杀伤肿瘤,而且对正常组织同样也有杀伤作用,而射线对一部分正常组织的损伤是迟发性慢性反应,在放射治疗结束后才逐渐表现出来。有些反应如果能及时发现并及时治疗是完全可以恢复的,否则造成严重的后果将会影响患者的生存质量。以上所述患者务必对复查给予足够的重视,切不要以为放射治疗结束了就万事大吉了。

复查的时间:放射治疗后的首次复查一般在完成治疗后的1个月进行,然后每3个月复查1次,2年后可以每半年复查1次。

复查项目:血液生化指标和肿瘤标志物,胸片,胸部 CT,MRI,骨扫描,颈部、腹部 B 超,肺功能,怀疑气管支气管内复发者还应考虑纤支镜检查。若有特殊症状出现,随时针对症状做相关检查。

22 放疗后人体有放射性吗?

外照射放疗后人体肯定无放射性,因为放射源在体外一定距离的机器内。所以放疗后可以亲密地和亲戚朋友在一起。

内照射是将放射源置于体内,放射源附近的脏器有放射性,要注意保护周围人员。

全身放射性治疗是将放射性元素注入血管内(如放射元素锶治疗多发骨转移),这些放射性元素随血流到达肿瘤及全身其他部位,随着人体代谢,还会排入唾液、尿液等分泌物中,所以在一定的时间内要保护好周围人员,处理好排泄物。

23 放射治疗后还会复发吗?

放射治疗后都可能有一部分患者会复发或转移。因此,应该按医生的要求定期复查,这有助于及早发现肿瘤的复发或转移,有利于进一步治疗。通常,在治疗结束的第 1~2 年内应每隔 1~2 个月到医院复查 1 次;第 3~5 年内每 3~6 个月 1 次;5 年以后每年 1 次。

24 当前精确放疗发展有哪些?

精确放疗技术的出现,无疑对医患双方都是一大福音。精确放疗是指将放射肿瘤学与计算机技术和核物理学以及辐射剂量学等相结合所进行的一种肿瘤治疗方式,其能做到精确制导、定点定量,在给予肿瘤部位更高的照射剂量的同时,又可有效降低正常器官受损。

通俗地说,手术治疗好比"特种兵",能干净利落地干掉坏蛋头目,但可能漏掉分散潜伏的"恐怖分子";而精确放疗则好比精确制导导弹,只要设好参

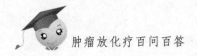

数,指哪儿打哪儿,让放疗技术有了"导弹部队"的功能,可以实现立体化、精确定点打击目标,让癌细胞无路可逃且又不伤及"无辜"。

要实现完整的精确放疗,基本需要有以下条件。

(1)依托高端设备。如果说手术较多依靠专家的技术,放疗则对设备的要求更为突出。特别是 21 世纪随着国际尖端放疗设备 Tomo(托姆刀)系统等引入国内,其具有的图像融合技术可以把 CT、三维适形、调强等融合在一起,不仅确定肿瘤部位更精确、平均受照射剂量均可被计算出来,还能严格地控制着放疗每一个环节的精度。

快速弧形容积调强放疗技术 360°范围内的多弧旋转,使原来传统照射半小时都无法完成的治疗在五六分钟就能结束,消除了照射"死角",并且减少了单一方向的照射剂量,而在射线强度的控制上又十分贴合不规则形状的肿瘤。

(2)精密流程设计。精确放疗不仅需要高尖端的设备,更重要的是要具备专业技术的放疗医生和物理师。在整个放疗过程中,医生的角色是一个治疗方案的制订者,而放疗计划设计则依靠物理师。

精确放疗全新的精确定位、精确计划、精确验证和精确治疗,可以让射线准确地瞄准肿瘤病灶,并且根据肿瘤的大小、形状设计照射范围,最大限度地减少射线对肿瘤附近正常组织的误伤,从而把放疗的副作用降到最低。比如射波刀,属于当前精准放疗的尖端设备之一。

温馨提示

医生决定患者的哪些部位需要放疗以及放疗的剂量,哪些部位需要保护,而物理师则负责按照医生的这些要求为患者设计放疗计划以及质量保证、质量控制等,这些参数都必须根据不同患者的不同情况来进行精密设计。

25 精确放疗有哪些类型?

精确放疗包括:立体定向伽玛(γ)刀、立体定向 X 刀、三维适形放射治疗及调强适形放射治疗。新发展的放疗设备有螺旋断层调强放疗、射波刀立体定向放疗等。

精确放疗的优点

- 最大限度地减少对肿瘤周围正常组织和器官的照射。
- 可明显提高对肿瘤靶区的照射总剂量。
- 使靶区内剂量分布均匀。
- 降低正常组织近期或远期的并发症。

26 什么是适形放疗？

三维适形放疗是当前放疗技术的新热点。其技术特征是利用三维治疗计划系统设计多个非共面不规则野进行分次照射，照射野的形状在束轴视角方向上与病变投影形状一致。适形放疗具有很大的优越性，可用来治疗颅内病变，也可用来治疗体部病变，用途较广。

27 什么是立体定向 X 刀？

以直线加速器 X 线作为放射源，采用先进的立体定位技术，治疗计划系统和三维重建系统，利用几何立体聚焦的原理，以多个小野或旋转等中心照射技术，使肿瘤靶区得到最大的照射剂量，而病灶周围正常组织只受到低剂量照射，可认为是一种适形放疗。

28 什么是立体定向伽玛刀？

伽玛刀是利用立体定向系统，将钴 60 发出的 γ 射线几何聚焦，集中射于病灶，一次性、致死性地摧毁靶点内的组织，而射线经过人体正常组织几乎无伤害，并且剂量锐减，因此其治疗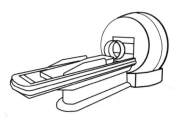照射范围与正常组织界限非常明显，边缘如刀割一样，人们形象地称之为"伽玛刀"。

29 什么是射波刀立体定向放疗？

射波刀是唯一采用实时影像引导技术的设备，治疗中唯一利用身体骨架

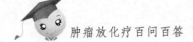

结构作为靶区定向和射束修正的系统,治疗中唯一在"手术"过程中,能实时追踪病患呼吸对体内病灶做动态照射的放射外科利器。影像引导技术包含了两组对角 X 光影像显影器,能确保"手术"的精准性,使射线完全照射在肿瘤上,不会伤害周围其他

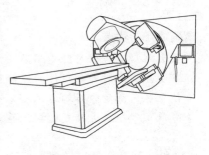

组织结构,起到了保护正常组织的作用,所以患者治疗后没有什么异常反应,副作用更小。射波刀机器人放射外科手术系统是一项可替代手术,对全身任何部位(包括前列腺、肺部、脑部、脊柱、肝脏、胰腺和肾脏)的恶性与非恶性肿瘤进行非侵入性治疗的技术。这种以大剂量射线对肿瘤进行极高精度照射的治疗,可为全球患者提供新的希望。虽然它的名字容易让人联想起手术刀或手术,但射波刀治疗不会涉及任何有创操作。事实上,射波刀是全球第一及唯一一套以非侵入方式治疗全身各部肿瘤的自动化放射外科系统。它可为患有手术无法或较难切除的肿瘤的患者,或者正在寻求除手术以外的其他选择的患者提供一个无痛、非手术的治疗选择。

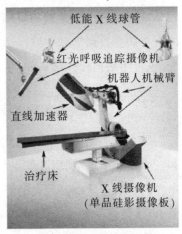

射波刀精准放疗设备

射波刀的独特之处在于以下几方面的原因。

首先,射波刀使用影像引导软件对患者的肿瘤位移进行实时追踪并持续修正。这使其远远领先于其他治疗方法。通过这项技术,患者可以在治疗期间正常呼吸并充分放松。

其次,某些放射手术需要用螺丝钉把坚硬的头架固定在患者头部从而减少其活动。而射波刀则无需使用这些极端的手法来固定患者,代之以精密的追踪软件,实现更舒适且无创伤的治疗。

再次,其他放射外科系统仅局限于治疗头部肿瘤;但是射波刀却可以治疗全身(包括前列腺、肺部、脑部、脊柱、肝脏、胰腺和肾脏)的各种肿瘤。

最后，射波刀治疗的精确度是无可匹敌的。它高精度治疗肿瘤的能力是其他放射治疗和放射外科系统所无法比拟的。射波刀可"雕画"出肿瘤的范围，从而能够只针对肿瘤进行精确照射而避免损伤周边的健康组织。

射波刀治疗需要一个专业团队的参与及合作

在治疗之前，患者需要先使用高分辨率 CT 扫描并通过成像确定肿瘤的大小、形状和位置。

在治疗之后，这些影像数据会以数字形式传送至射波刀的工作站，在这里开始制订治疗计划。

合格的临床医生将会通过射波刀软件完成一套治疗计划。此计划可使肿瘤得到理想的处方剂量而同时尽量减少对周边健康组织的照射。

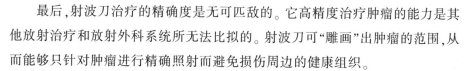

射波刀机器人放射外科手术系统

是一项可替代手术，无创治疗全身多部位(包括前列腺、肺部、脑部、脊柱、肝脏、胰腺和肾脏)恶性与非恶性肿瘤的技术。这项以大剂量高精度对肿瘤照射的治疗，为患有无法或难以手术切除肿瘤的患者或正在寻求非手术选择的患者，提供新的希望。

治疗计划制订好后，便可以为患者进行射波刀治疗。到达射波刀中心后，患者会被舒适地安躺在治疗床上，之后计算机控制的射波刀机器人将会缓慢地移动至患者需要治疗的部位并照射肿瘤。

因应治疗不同的肿瘤类型，每次治疗时间为 30~90 分钟。如患者需要接受分次治疗，则需要按照医生的建议接受连续数天的治疗(通常不会超过 5 天)。患者或会出现一些轻度的副作用，但通常在治疗后一周或两周内消失。

射波刀拥有上千条入射光束，可以将多个肿瘤的"手术"安排在同一治疗计划中，同时对不同部位各个不相邻的肿瘤进行治疗。当然，它也能够治疗位置不固定的肿瘤及不规则形状的肿瘤，小于 6cm 的早期肿瘤可彻底消除。

射波刀灵活准确的治疗特点使之能够治疗使用常规设备难以接近的颅内损伤，例如脑膜瘤、鼻咽癌等，因而射波刀能够对全身大部分器官和组织的肿瘤进行治疗。此外，由于射波刀治疗过程中无创、无出血、无痛、不需麻醉，"手

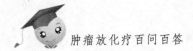

术"完成后无需麻醉恢复时间,门诊式的就诊治疗方式,极大地方便了患者。与普通外科手术相比,患者治疗后的恢复期也明显缩短。

温馨提示

射波刀诸多的优越性,使它成为目前世界上最先进的神经系统肿瘤和病变放射治疗系统之一,是唯一利用人体骨架结构作为目标定位参考点的系统,也是唯一能够治愈脊柱和脊髓损伤的自动化立体定向放射治疗系统。

30 射波刀立体定向放疗适合治疗哪些肿瘤?

射波刀立体定向放疗适合治疗的肿瘤

- 颅内恶性肿瘤:神经胶质瘤、星型细胞瘤、胶质母细胞瘤、少突神经胶质细胞瘤、血管网状母细胞瘤、脑转移瘤。
- 颅内良性肿瘤:脑膜瘤、听神经瘤、神经鞘膜瘤、垂体瘤、颅咽管瘤、视网膜瘤、脊索瘤、动静脉畸 AVM、海绵状血管瘤。
- 颅外器官原发肿瘤:肺癌、肝癌、胰腺癌、前列腺癌等。
- 转移瘤:肿瘤转移侵犯椎体、锁骨、肋骨,肝癌、胃癌腹膜后淋巴结转移瘤、肺癌纵隔淋巴结转移瘤、盆腔淋巴结转移瘤等。
- 脊柱肿瘤:颈椎、胸椎、腰椎、尾椎原发及转移肿瘤及髓内原发的肿瘤。

31 哪些部位肿瘤射波刀治疗前需要植入金标?

肿瘤射波刀治疗前需要植入金标的部位

- 肺中上叶、右下叶肿瘤。
- 肝脏肿瘤。
- 胰腺肿瘤。
- 肾上腺肿瘤等。

呼吸动度比较大的肿瘤需要植入金标进行追踪。

32 射波刀立体定向放疗前做哪些心理护理?

癌症患者均有不同程度的紧张、焦虑、忧郁、缺乏疾病治疗相关知识等问题,同时患者对生存的期望很大,心理压力也大,对治疗缺乏信心,另外患者对治疗肿瘤的先进技术射波刀缺乏了解,担心术后疗效,难免会产生恐惧心理,因而造成中枢神经过度紧张,削弱了人体免疫功能,加重病情。

这种情况下,应与患者及家属积极沟通并取得配合,给予真诚的同情和关心。平时注意观察患者的面部表情,了解患者的思想动态,恰当地回答患者所关心的与预后有关的问题。向患者及家属解释射波刀治疗的原理及治疗过程中具有无痛苦、无创伤、定位准确、疗程短、不良反应小等优点,消除他们的恐惧感和增强患者的自信心,积极配合射波刀治疗。

33 射波刀立体定向放疗前准备有哪些?

患者白细胞应该不低于 3.0×10^9/L,如低于该值,应在射波刀治疗前用升白细胞药物。在定位前,患者还应在透视模拟机下观察金标和肿瘤运动的情况,以用来指导医生对肿瘤病灶的靶区勾画。在 CT 定位扫描时,嘱咐患者平静、自然呼吸。肺癌患者治疗时穿棉质的内衣,除去金属装饰物和义齿。

34 射波刀立体定向放疗期间日常护理有哪些?

在治疗前进行呼吸训练,嘱咐患者治疗时自然、平稳呼吸,不要憋气。尽量避免患者治疗中咳嗽,可以治疗时口含止咳药。检测患者体温状况,避免治疗前出现发热、四肢无力、免疫力降低等感冒状况。

治疗时如有特殊情况,患者身体不要移动,可举手暂时停止治疗。为了避免患者产生恐慌现象,应该注意向患者讲清治疗时无痛苦、不用紧张,自然平稳呼吸,治疗后可能出现局部及全身反应,这一点很重要。治疗时并可播放轻松柔和的音乐以缓解患者紧张、焦虑的情绪。

每次射波刀治疗过程需 40~60 分钟,3~5 天即可完成整个疗程的治疗。注意保暖,预防感冒发生。

35 射波刀立体定向放疗后应注意哪些事项?

(1)饮食护理。射波刀治疗后患者出现食欲减退、无力、咳嗽等症状,指导患者少量多餐,进食速度宜慢,选择高蛋白、高热量、高维生素易消化饮食,患

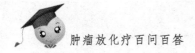

者出现胃部如有不适的情况，可以口服法莫替丁每次 1 片、每天 2 次。

(2)不良反应。射波刀治疗后最常见的不良反应是食欲减退、无力、咳嗽等症状，可进一步降低患者的抗病能力，消磨患者意志力。护士应告知患者射波刀治疗后出现这种情况是一种常见症状，治疗结束后可自动缓解，要以平常心态接纳它。

温馨提示

有的患者出院后出现明显低热不退、憋气、心慌等情况，进行针对放射性肺炎的处理后，均取得了较好的抗炎效果，肺炎得到了有效地控制和好转。

(3)放疗后可能出现放射性肺炎，表现为刺激性干咳，重者剧烈咳嗽、咳泡沫样痰，持续时间较长的低热。因此治疗后要严密观察患者的病情变化，嘱患者卧床休息，注意保暖，预防感冒。

36 射波刀治疗结束后怎样复查？

射波刀治疗结束后，一般要 30~45 天进行复查，复查内容建议到门诊就诊咨询专业医师。

37 调强适形放疗与常规放射治疗相比有哪些优势？

(1)采用了精确的定位和体位固定技术大大提高了定位和照射精度。

(2)采用了精确治疗计划，从而实现了治疗的自动优化。提高了放疗的分割剂量和总剂量。

(3)采用了精确照射，使靶区(肿瘤)的形状和高剂量分布的形状在三维方向上与靶区的实际形状相一致，因此其剂量分布的适形程度更高，从而可以较大幅度地增加肿瘤剂量和(或)减少正常组织的受量，最大限度地减少靶区周围正常组织的放射量。

(4)可在一个计划中同时实现大野照射及小野的追加剂量照射，并可避免靶区敏感组织的过量照射，缩短疗程，能在一次照射中同时照射数个独立的病灶，如多发性肺转移、脑转移肿瘤。

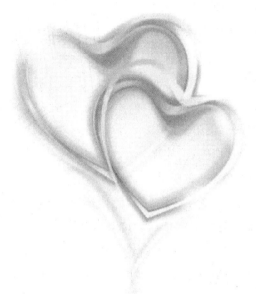

恶性肿瘤放疗过程中的

常见问题

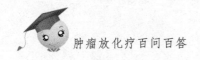
38 头颈部肿瘤患者进行放射治疗时应注意哪些问题？

头颈部是肿瘤的好发部位,所发生的各种肿瘤约占全身肿瘤的 20%。头颈部恶性肿瘤在治疗过程的不同时期大多数需接受放疗。头颈部肿瘤患者在接受放疗时应注意些什么问题？

放疗前,患者应自觉戒除吸烟、酗酒等不良习惯。这一方面可减轻放疗过程中射线所致正常组织的损伤,如咽喉糜烂、口腔溃疡等,另外可避免烟酒刺激造成肿瘤复发或产生第二原发性肿瘤。若放疗范围包括口腔者,放疗前应请口腔科医师全面检查。必要时,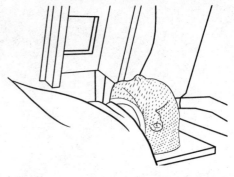治疗口腔内病灶,以控制口腔内感染灶,拔除残留牙齿断根和修补龋齿等。行拔牙的口腔手术者,至少在术后 2 周后方可考虑进行放疗。

放疗过程中和放疗后,因常有放射线所致唾液腺功能降低,唾液分泌减少,牙齿自我保护功能下降,患者除有口干不适外,口腔内易发生感染,出现放射性龋齿。因此,患者应多注意口腔卫生,饭后要漱口和刷牙,牙膏可选用含氟牙膏。放疗后 2 年内应尽量避免行拔牙等口腔手术,以避免手术创伤所致放射性骨坏死的发生。若非行手术不可,可到专科医院就诊。放疗中和放疗后,应保持生活规律性,增强体质以尽量避免上呼吸道感染,从而避免由于上呼吸道感染所致黏膜下毛细血管的扩张和鼻咽、鼻腔等部位的大出血。在春秋干燥季节,鼻腔内可滴用薄荷、液状石蜡等以保护局部黏膜。鼻咽癌患者放疗后,鼻咽黏膜抗感染能力下降,局部易产生黏膜炎,分泌物增加有时伴有异味。这时,可在医师指导下使用鼻咽冲洗方法以解除症状。部分获得痊愈的鼻咽癌患者可出现颞颌关节强直及周围肌肉挛缩、张口困难等后期出现的放射损伤。

温馨提示

放疗疗程结束后,患者可做些张口和闭口的功能训练。

39 头颈部放疗患者洁齿有何治疗意义？

头颈部放疗患者由于受照射部位和照射范围的影响，产生口腔反应是一种常见的副反应。人们在进食时，一些食物残渣和细菌不可避免地残留在牙缝中。当放疗到一定量时口腔唾液腺、牙床血管及牙骨髓受到损伤，使局部抵抗力降低而引发感染，表现为口干、牙痛、牙髓炎、口腔黏膜水肿、口腔溃疡等。因此放疗时保持口腔和牙齿清洁，保证放疗的顺利进行是非常重要的。

40 癌症患者出现口咽疼痛怎么办？

出现口咽疼痛的应对措施

- 嘱患者多饮水，进食温热软饭，以减轻食物刺激，必要时饭前用 0.2% 普鲁卡因液含漱，以达到表面麻醉，利于进食的目的。
- 采用庆大霉素 24 万 U，地塞米松 5mg，生理盐水 20mL 雾化吸入，每日 2 次。
- 疼痛严重不能进食者，应静脉补充液体，以保证机体营养供给。

41 头颈部肿瘤患者放疗后为什么会出现口干？如何防治？

正常人的唾液由腮腺、颌下腺、舌下腺，尤其是腮腺分泌的，以保持口腔湿润，帮助食物的消化，而患头颈部恶性肿瘤的患者在接受放射治疗时，上述腺体大多在放射野内。在接受了高剂量的放疗后，正常腺体的腺细胞不能分泌足够的唾液，唾液变得少而黏稠，故患者会觉得口干。这种情况在放疗中便开始出现并可能伴随终生。

虽然目前还没有很好的办法可以使唾液分泌功能恢复正常，但以下的办法可以使症状减轻。

缓解症状的办法

- 在制订治疗计划时，医生如果能避开腮腺等腺体时，应运用各种治疗手段尽量避免照射这些腺体或其受量过高，尤其是患有一侧舌癌、齿龈癌及颊黏膜癌时。
- 运用多种治疗计划，如放疗加手术，体外放疗加组织间插植或腔内治疗，控制大面积放疗的剂量，加强局部剂量，不仅使腺体的损害减少，而且肿瘤也能得到很好的控制。

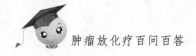

- 患者在治疗过程中少量并多次饮水,多吃一些富含维生素的食物和水果,如蔬菜、梨、西瓜、草莓等。
- 少吃辛辣食品及"补药"(如人参等),忌烟酒。
- 注意口腔卫生、多漱口。
- 配合生津、去火的中药治疗,如胖大海、麦冬、菊花、绿茶冲泡服用。

42 头颈部放疗时口腔黏膜会出现白膜、破溃,如何处理?

患有头颈部肿瘤的患者,不仅肿瘤区域接受治疗,还包括其相应的预防治疗范围,一般口腔、咽喉都在放射治疗野内,所以包括正常组织范围较大且相应的放疗反应也较大,当放疗至 20~30Gy 时,由于口咽黏膜急性充血、水肿,患者会觉得口干、咽痛,尤其咽东西时加重,有相当多的患者说"连咽唾液都很困难"。随着放疗剂量的增加,有的黏膜破溃形成溃疡,一些坏死物质沉积于此,形成一层白色的膜,我们称之为"白膜",当医生检查时会发现口咽部充血、糜烂、溃疡并有白膜,一般多见于软腭、颊黏膜等部位。这时患者的反应很重,有时甚至滴水不入。

这时,对于患者来说应该多含漱,保持口腔清洁,多吃清淡的食物,像牛奶、蛋羹、米粥、梨水、西瓜汁等,忌辛辣食物和烟酒。对于医生来说,可以给患者口服大剂量的 B 族维生素、维生素 C、维生素 E 等,也可在饭前半小时口服丁卡因糖块,减轻下咽疼痛,以利进食,同时还可以配合中草药如胖大海、菊花、麦冬等治疗。

温馨提示

严重反应一般多见于营养差、体质弱的患者,放疗单次剂量高、放疗速度快或合并化疗者。

大多数患者在经过上述处理后,随着放疗野的缩小,症状会逐渐减轻并可以坚持治疗,只有少数患者因种种原因反应很严重以至于暂停放疗。这样的患者可能会有发热、局部化脓等症状,这时可予输液、全身抗炎等处理。

43 头颈部放疗时患者为什么会脱发? 脱发还会再长出来吗?

放疗使用的高能射线穿透能力很强,而人的头颅大小有限,所以射线完全可以穿透。只要头颈部照射野内有头发或射线通过的路径上有头发,那么射线对头发毛囊的生长都会有影响,达到一定剂量后就会引起脱发。放疗引起脱发后头发还会再长出来,只不过每个人头发长出来的时间不同。

44 什么是鼻咽癌?主要治疗手段是什么?

鼻咽癌是常见的恶性肿瘤中的一种,是指发生于鼻咽黏膜的恶性肿瘤。中国的广东、广西、福建、湖南等地为多发区,男多于女。发病年龄大多为中年人,亦有青少年患病者。

鼻咽癌病因与种族易感性、遗传因素及 EB 病毒感染以及化学因素等有关,鼻咽癌恶性程度较高,早期即可出现颈部淋巴结转移。放疗是鼻咽癌的主要治疗手段。

45 鼻咽癌患者在放疗过程中有什么临床表现?

鼻咽癌患者放疗过程中的临床表现

- 鼻塞是鼻咽癌的临床表现,大多表现为单侧鼻塞。当鼻咽肿瘤增大时,可能出现双侧鼻塞。
- 涕血是鼻咽癌的早期症状,表现为鼻涕中带血,或表现为从口中回吸出带血的鼻涕,又称为回吸性痰中带血。表现为痰中带血或带有血丝。
- 耳鸣、耳闷塞感及听力下降也是鼻咽癌的早期症状的信号。该症状是由于鼻咽癌新生物堵塞患侧咽鼓管口所致。听力降低也可能是鼻咽癌进一步恶化损伤听力神经所致。
- 鼻咽癌早期还可以发生颈淋巴结转移,表现为颈侧上部肿大。

46 鼻咽癌放疗有哪些注意事项?

(1)照射野区皮肤的保护。放疗结束后 1 个月左右开始出现面颊、颌下、上颈部软组织水肿,一般在水肿发生后 10 个月左右开始缓解,1 年后症状可消失。此时应注意保持放疗区皮肤清洁,避免化学(局部涂抹或敷贴刺激性化学药物、清洁剂、化妆品等)及物理(冷风刺激和烈日暴晒、热敷、衣领摩擦、搔抓等)的不良刺激因素。同时要预防感冒,防止发生急性蜂窝织炎。

(2)注意口腔卫生。鼻咽癌根治性放疗后,涎腺(包括腮腺、下颌下腺、舌下

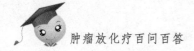

腺、口腔黏膜和黏膜下层的小涎腺)受到不同程度的损伤,使唾液分泌量减少且变得黏稠,使得口腔原有的冲洗杀菌作用随之减弱,因此餐后应及时漱口或刷牙,保持良好的口腔卫生。推荐使用含氟牙膏。有条件者可每年洁齿1次。放疗后2~5年内应尽量避免拔牙,以减少发生颌骨放射性骨髓炎或骨坏死的机会。

(3)功能锻炼。鼻咽癌放疗后的主要功能锻炼即是张口训练,减轻颞颌关节的纤维化;同时可进行咽鼓管吹张练习,防止放疗后因咽鼓管纤维化造成的继发性耳聋。

(4)定期复查。一般情况下,鼻咽癌治疗后随诊期限为终身期限。在治疗后第1~3年内,每3个月复查1次,每年做3~4次全面检查(包括实验室检查指标,胸部正侧位片、颈腹部B超、CT或MR等)。第4~5年内,每4~5个月复查1次,每年至少做1~2次全面检查。5年后每年复诊1次。

47 鼻咽癌患者放疗过程中为什么要练习张口运动?

张口受限为鼻咽癌患者远期放疗反应,无特殊治疗措施,重在预防。患者应在放疗中及放疗后经常做张口运动,防止咀嚼肌及周围组织的纤维化。

> **温馨提示**
>
> 一旦发生张口受限,应指导患者进行功能锻炼,并注意口腔卫生。

48 鼻咽癌患者放疗过程中出现口腔、咽喉疼痛该怎样处理?

口腔、咽喉疼痛是鼻咽癌患者放疗时最常见的副反应,常在放疗2周左右开始发生。患者早期口腔黏膜充血、水肿,出现点、片状白膜,患者表现为咽干、咽痛、吞咽困难。为减轻反应可多饮水,保持口腔湿润,并采用口泰或朵贝尔液漱口,口服舒雅禾25mg,每日3次。若出现严重的黏膜反应,如口腔溃疡、糜烂、影响进食时可暂停放疗,并给予口咽部喷药,用药为康复新20mL、庆大霉素24万U、利多卡因100mg,每日3次,于饭前半小时喷雾。必要时静脉给予抗生素治疗,并注意口腔卫生。

49 常用鼻腔冲洗液有哪些?鼻咽癌患者怎样冲洗鼻腔?

鼻咽冲洗可清除分泌物及脱落的坏死组织,预防局部感染,防止黏膜损伤,并可增强放射线的穿透力。一般每日冲洗 2 次,冲洗液为生理盐水,2.5%~3%硼酸钠溶液或 2%双氧水(过氧化氢溶液)。每次放疗前冲洗 1 次,局部炎症严重者可适当加用抗生素冲洗,如庆大霉素、阿米卡星(丁胺卡那霉素)等。对鼻塞严重者可先用麻黄碱滴鼻液滴鼻后行冲洗。

患者取半坐位,头稍向前倾,前面放一弯盘,将装有溶液的鼻咽冲洗器的前端,轻轻插入一侧鼻孔,患者张口呼吸,用手轻轻挤压鼻咽冲洗器,使冲洗液缓慢流入鼻咽,由另一侧鼻孔流出,两侧交替进行。

冲洗过程中的注意事项

- 鼻咽冲洗每日 1~2 次。
- 冲洗时压力不可过大,以免导致并发症。
- 冲洗时嘱患者勿说话,以免引起呛咳。
- 冲洗完毕,嘱患者勿用力擤鼻涕,以免用力过大引起鼻咽腔出血。

50 照射胸部的患者进食时为什么会出现下咽疼痛?

胸部接受放疗的患者,当放疗至 20Gy 以后,患者会出现下咽痛或胸骨后不适的感觉,尤其是吃馒头、米饭时,这是因为在放射野内食道接受了放疗,出现黏膜充血、水肿,这一般多为暂时现象,通过进软的、清淡的食物,放疗野的改变,上述症状会减轻或适应,患者不要着急。如果症状加重,出现放射性食道炎,患者不能进食,可通过输液,口服局部麻醉药物,甚至暂停放疗等办法来缓解症状。

51 宫颈癌放疗注意事项有哪些?

宫颈癌的治疗过程中患者身体较虚弱,常有不适,一般应暂时放下工作,以休养为主。精神好时可进行散步等活动量小的运动,以不引起疲劳为度。治疗结束,身体恢复后可逐步恢复到患病前的正常生活。应进行一些有益身心的运动,如步行、爬山、太极、健身操。大部分患者可以恢复患病前的工作,或调换一个相对轻松的工作岗位,应保证有足够的休息。

如果患者已经基本恢复并且没有明显的治疗并发症,那么恢复患病前的生活和社交状态反而利于避免让患者过分地关注自己的病情,保持愉快开朗的心

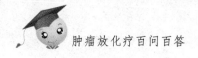

情。

52 宫颈癌复发有什么征兆吗？

宫颈癌复发的征象随复发部位和早晚的不同而异。不少复发早期的患者并没有明显的征象，但可以通过定期检查早期发现。宫颈癌治疗后复发大致分为中心型和周围型复发。

中心型复发指的是复发病灶主要位于阴道顶端和阴道壁，白带增多和阴道流血是常见征象。早期可能只是白带增多或性生活后阴道少量流血，进而可出现水样伴恶臭的白带，并出现不规则的阴道流血甚至大出血。

温馨提示

出现上述不适也不必太过于恐慌，只要及时就诊、坚持定期复查，就能及时发现问题、及早处理。

周围型复发指的是复发病灶主要位于盆腔内或盆壁，下腹、腰骶部和下肢疼痛是其常见征象。疼痛多出现在身体的一侧，有时伴有一侧下肢逐渐加重的水肿。

上述征象并不是宫颈癌复发所特有的，治疗的副反应和并发症也有可能引起上述不适。

53 脑转移瘤放疗时需注意什么？

(1)降低颅内压。注意观察患者脑水肿的情况。患者在行全脑放疗前，都有不同程度颅压高的症状，加上放射线本身可导致脑组织的放射损伤，放疗初期可因暂时性的脑水肿增加颅内压，表现为剧烈的头痛、喷射性呕吐及视神经盘水肿。在放疗前后对患者应用脱水剂，预防脑水肿发生。

(2)饮食护理。放疗患者多有营养不良、食欲缺乏、体重减轻、免疫功能低下等，除补液外要增加营养，应给患者做适合口味的饭菜，给予高营养易消化的饮食。多吃新鲜蔬菜、豆类、蛋类，勿吃刺激性食物。

(3)注意血象变化。每周 1~2 次检查血常规，当白细胞低于 3.0×10^9 /L 应停止放疗，应用升白细胞药物，给予全身支持疗法并注意保护性隔离。

(4)皮肤护理。放疗3~4周会出现头发脱落、局部皮痒、色素沉着等，嘱患者注意保护照射野皮肤清洁干燥，经常检查射野标记是否清楚，勿用碱性肥皂及粗毛巾擦拭，避免冷热刺激，防止日晒、手抓伤。

(5)心理护理。脑转移患者一旦知道了病情，就往往与死亡联系在一起，产生恐惧、焦虑、抑郁、愤怒、绝望的负性情绪，造成中枢神经过度紧张，削弱了人体免疫功能，加重病情。此时应有针对性地保护性医疗，护士应取得家属的配合，要耐心地做好开导解释工作，并给予真诚的同情和关心。平时注意观察患者的面部表情，了解患者的思想动态，及时消除他们的恐惧感和恰当地回答患者所关心的与预后和转归有关的问题。

54 脑转移放疗可以和厄洛替尼等靶向治疗结合吗？

全脑放疗和(或)立体定向放疗是当前肺癌脑转移的主要治疗手段。然而，当前脑转移的治疗规范没有注意肺癌病理类型的差别甚至病种的差别。酪氨酸激酶抑制剂(tyrosine kinase inhibitors, TKI)为肺腺癌的治疗手段带来了革命性的改变，肺腺癌脑转移治疗自然也应该与其余类型肺癌脑转移有所差别。当前，TKI治疗肺腺癌脑转移显示了令人鼓舞的疗效，但多数TKI治疗肺癌脑转移的研究将放疗和靶向治疗隔离开来，并没有重视放疗在脑转移中的重要地位。当前少有两者联合治疗肺腺癌脑转移的大样本报道，更

> **温馨提示**
> 肺腺癌容易发生脑转移的特点和靶向治疗在临床广泛应用的现状，要求临床研究为厄洛替尼联合全脑放疗治疗肺腺癌脑转移，特别是为多发脑转移提供依据。

未见前瞻对照研究，这显然与肺腺癌当前临床实践的要求不符。

55 垂体瘤放疗前后的注意事项是什么？

放射治疗前应完成对患者的整体评估，包括：一般查体及眼科专项检查(评估患者对放射治疗能否耐受及视神经、视交叉受肿瘤影响的程度)。相关化验检

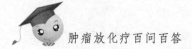

查:垂体激素全项、血常规、凝血常规、肝炎六项等。影像强化磁共振资料(选择治疗方案的最重要的依据),其能更好地显示肿瘤及其与周围组织的解剖关系,可以区分视交叉及蝶鞍隔膜,清楚显示脑血管及垂体肿瘤是否侵犯海绵窦和蝶窦、垂体柄是否受压等情况,MRI 比 CT 检查更容易发现小的病变。治疗后患者应定期随访,随访的内容包括患者症状学的改变、内分泌水平的变化、影像学的改变。这些随访内容应是一个动态观察的过程,通常以年为单位。需要注意的是资料的保存是动态评估治疗效果的前提。治疗后短期内患者一般无明显自感症状,少数患者偶有头痛、头痛及脱发等反应,经甘露醇、激素对症处理大多可缓解。值得注意的是,如突然出现剧烈头痛,并且经对症处理后不能缓解,应警惕出现肿瘤卒中的可能,CT 检查可直接显示出肿瘤是否出血以及出血量的多少。

56 放射治疗在垂体瘤治疗中的重要性是什么?

垂体瘤发生于鞍区,占脑肿瘤的 10%~15%。患者主要为成年人,15 岁以下少见。早期肿瘤常局限于鞍内,当肿瘤增大时可侵及鞍上及邻近结构,给手术造成困难。根据临床表现可分为:非功能性腺瘤和功能性腺瘤。功能性腺瘤包括泌乳素腺瘤、促肾上腺皮质激素腺瘤、生长激素腺瘤、甲状腺激素腺瘤等。外照射治疗垂体腺瘤的历史已超过 100 年,早期手术死亡率高,多以放疗为主,手术仅用于保留视力。随着外科技

> **温馨提示**
>
> 对不能耐受手术或不愿手术的患者,也可行单纯放疗。

术的发展,经蝶骨的显微外科手术已成为垂体瘤的首选治疗方法,由于单纯手术的复发率较高,部分切除的复发率达 50%,肉眼全切的复发率达 21%,而术后放射治疗能显著降低复发率,将局部控制率提高到85%以上,因此,术后放疗已成为常规治疗手段。

57 胶质瘤的治疗方法有哪些?

(1)放疗。放射治疗几乎是各型脑瘤的常规治疗。患者不开刀,痛苦小,风

险小。

(2)手术治疗。明确病理诊断,减少肿瘤体积,降低肿瘤细胞数量,改善症状,缓解颅内压;延长生命并为随后的其他综合治疗创造时机;获得肿瘤细胞动力学资料,为寻找有效治疗提供依据。

(3)化疗。原则上用于恶性肿瘤,但化疗限于血脑屏障及不良反应,疗效尚不确定。

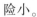 **58 脑胶质瘤的转移途径有哪些?**

(1)局部浸润。是胶质瘤的主要生长方式,常以单个瘤细胞的侵袭和局部侵袭为主,其途径是沿血管基底膜和有髓神经纤维侵袭,向周围脑组织扩展,侵及皮层或向深部扩展,并可沿着脑内不同的神经结构如神经纤维、血管、软膜或室管膜扩展延伸。

(2)脑脊液播散和转移。胶质瘤易经脑脊液循环而发生种植性转移,多见于恶性程度较高的肿瘤如多形性胶质母细胞瘤、髓母细胞瘤、恶性松果体瘤和室管膜瘤及脉络丛乳头状瘤,少数可见于少突胶质细胞瘤。

(3)远处转移。颅内胶质瘤发生远处转移者少见,以多形性胶质母细胞瘤多见,其次为髓母细胞瘤、室管膜母细胞瘤、恶性脉络丛乳头状瘤和少突胶质细胞瘤及松果体瘤等。

59 神经胶质瘤患者有哪些症状?

神经胶质瘤患者的症状

- 头痛:大多数由于颅内压增高所致。
- 呕吐:系由于延髓呕吐中枢或迷走神经受刺激所致,可先无恶心,是喷射性。在儿童可由于颅缝分离头痛不显著,且因后颅窝肿瘤多见,故呕吐较突出。
- 视盘水肿:颅内压增高可产生视盘水肿,视力下降。
- 癫痫症状:一部分肿瘤患者有癫痫症状。
- 精神症状:有些肿瘤特别是位于额叶者可逐渐出现精神症状,如性格改变、淡漠、言语及活动减少,注意力不集中,记忆力减退,对事物不关心,不知整洁等。

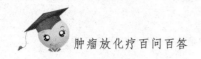

60 甲状腺癌有什么症状？如何判断？何种甲状腺癌需要放疗？

甲状腺内发现肿块,质地硬而固定、表面不平是各型癌的共同表现。腺体在吞咽时上下移动性小。未分化癌可在短期内出现上述症状,除肿块增长明显外,还伴有侵犯周围组织的特性。晚期可产生声音嘶哑,呼吸、吞咽困难和交感神经受压引起的 Horner 综合征及侵犯颈丛并出现耳、枕、肩等处疼痛和局部淋巴结及远处器官转移等表现。颈部淋巴结转移在未分化癌发生较早。有的患者甲状腺肿块不明显,因发现转移灶而就医时,应想到甲状腺癌的可能。髓样癌患者应排除Ⅱ型多发性内分泌腺瘤综合征的可能。对合并家族史和出现腹泻、颜面潮红、低血钙时注意不要漏诊。主要根据临床表现,若甲状腺肿块质硬、固定,颈部淋巴结肿大,或有压迫症状者,或存在多年的甲状腺肿块,在短期内迅速增大者,均应怀疑为甲状腺癌。应注意与慢性淋巴细胞性甲状腺炎鉴别,细针穿刺细胞学检查可帮助诊断。此外,血清降钙素测定可协助诊断髓样癌。

手术是除未分化癌以外各型甲状腺癌的基本治疗方法,并辅助应用核素、甲状腺激素及放射外照射等治疗。对于手术后残留或者多次术后复发的患者可以考虑放疗。

61 喉癌的早期症状有哪些？

喉癌的早期症状

- 顽固性声音嘶哑:不明原因的声音嘶哑是早期喉癌最典型的症状,一般持续2周以上且对症治疗无效的,要注意做细致的喉部检查。
- 咽喉感觉异常:异物感、紧迫感、吞咽不适是声门上型喉癌的早期症状,但表现较微弱。
- 痰中带血:由肿瘤刺激引发的刺激性干咳,往往痰中带血并呼吸困难。

62 喉癌放疗的原则是什么？

近几十年来,随着放射技术和设备的改进,放射治疗已成为喉癌临床的主要治疗方法之一。对于某些早期患者,可以用单纯放射治疗以达到治愈目的,也可以作为手术前后的辅助性治疗,增加和巩固治疗效果,以弥补手术治疗的不足。

喉癌以鳞状细胞癌为主,鳞癌一般对放射线比较敏感,分化程度越好对放疗的敏感性越差。另外,肿瘤外观增生型者,血液循环丰富,对放射线敏感。癌肿表面有浅溃疡或溃疡型者中度敏感,肿瘤呈浸润型无溃疡者对放疗的敏感性较差。就肿瘤的部位来说,位于声带上部或边缘部的癌肿,对放射线最敏感,放射治疗的效果也最好,位于声门下区者一般不选择放疗。

(1)单纯放疗。单纯放疗主要用于早期声带癌及因全身情况不宜手术治疗的患者。有人认为放射治疗可作为早期声门癌的首选治疗方法,包括那些既可以手术又可以放疗的患者,也应当优先考虑放疗,因为放疗能够保全喉的发音和呼吸功能,并且能够达到治疗的目的。但是对于较晚期的喉癌患者,若能够争取手术切除,最好还是把放疗作为辅助性治疗措施更为妥当。

(2)术前放疗。术前放疗是目前临床上常用的一种方法。主要适用于较晚期、肿瘤范围较大的患者。放疗的目的是使肿瘤缩小,癌细胞的活力受到较大的抑制,使肿瘤的范围局限,边界清楚,有利于彻底行手术切除,并且可以减少或预防因手术而促使肿瘤的扩散或转移。

> **温馨提示**
>
> 对声门下癌经过放疗后再行喉切除,可以减少气管造瘘处的癌复发。

(3)术后放疗。手术后放疗仅仅是用于术后复发或颈部淋巴结转移及术中发现有小淋巴结,病理证实有转移者。由于手术致使肿瘤局部及其周围血管床破坏,对放射线敏感性降低,术后放疗的效果并不理想。

在放疗过程中,治疗牙病可能会成为一个问题,这就是为什么医生要求他们的患者在治疗前必须保持牙齿、牙龈尽可能健康的原因。他们会要求患者在治疗前作全面的牙科检查及相应的处置。定期去看牙医也是非常有必要的。因为在放疗中口腔对射线较敏感易于发炎。在一些病例中,治疗中发现口腔触痛,有些患者会有口腔溃疡,医生会建议患者作特别的口腔冲洗以使口腔黏膜麻醉来减轻不适。喉癌的放疗会引起唾液的变化并会导致唾液分泌减少,因为正常的唾液分泌会保护牙齿,龋齿将成为放疗后的一个问题。好的口腔护理会

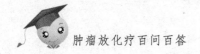
帮助保持牙齿、牙龈的健康并使患者感觉舒畅。患者应尽最大可能来保持他们的牙齿清洁。用常规的方法来刷牙是困难的,患者可以用纱布或特制的有海绵头而不是普通毛刷的牙刷来刷牙。口腔冲洗可用稀释的双氧水(过氧化氢水溶液)、盐水、苏打水来保持口腔清洁,以防牙齿损伤。使用含氟牙膏或含氟的漱口水对减少龋齿是有帮助的,牙科医师会建议一种氟化方案来保持口腔健康。如果唾液的减少导致口腔干燥,那大量饮水是有益的,一些患者使用特殊的喷剂(人工唾液)来减轻干燥感。接受放疗而不手术的患者,没有气管造口,他们和往常一样呼吸、讲话,尽管放疗会导致嗓音改变。患者的嗓音在每天晚上会变弱,气候变化影响嗓音并不少见。嗓音改变以及吞咽时喉部异物感均是由射线引起肿胀造成的,治疗还可能导致喉痛,医生会建议使用药物来减轻疼痛和吞咽不适。

在放疗中,患者可能会变得非常乏力,特别是在治疗的最后几周。休息固然重要,但医生常常会建议他们的患者尽可能多活动。

在治疗后放射野的皮肤变得又红又干是普遍的情况。患者皮肤应暴露在空气中但避免阳光直射,穿着时应尽可能避免摩擦患处皮肤。在放疗中,放射野皮肤的毛发通常停止生长,如果是这样,请不要剃掉它,在这时好的皮肤护理至关重要。患者应该尽可能保持皮肤的清洁,在放疗前,皮肤

温馨提示

医生以及护士会建议一些方法来解决这些问题。需要牢记的是,尽管放疗的副反应可能不会完全消除,但绝大多数会逐渐缓解,且放疗后患者会逐渐康复。

表面不能涂擦任何东西。在无医生许可的情况下,也不要使用任何洗剂和油膏。一些患者也许会埋怨放疗使他们的舌头受累。他们可能会失去味觉、嗅觉或觉得口腔内有苦味,饮用大量的饮料后可能会减轻这种苦味。

63 **肺癌的症状有哪些?**

(1)肺部肿瘤引起的局部和全身症状。咳嗽、咳痰、痰中带血、胸闷胸痛、气

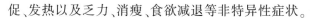

促、发热以及乏力、消瘦、食欲减退等非特异性症状。

(2)肿瘤外侵和转移引起的症状。肿瘤或转移的淋巴结累及喉返神经引起的声音嘶哑；头面部肿胀，肿瘤压迫上腔静脉，造成头面部肿胀，出现皮肤红紫、头痛、眩晕、鼻塞等症状，平卧时加重；肿瘤转移至脑引起的头痛、头晕、恶心、呕吐以及偏瘫；胃转移造成的持续性疼痛等。

(3)肺癌的伴随症状。杵状指、趾与肺性骨关节病，肺癌患者可发生杵状指、趾症，部分患者初始表现为大关节游走性深部灼痛，以及多见于小细胞肺癌中的类癌综合征：腹痛腹泻、面部潮红、支气管痉挛等。

64 肺癌的诊断步骤及手段有哪些？

肺癌通过胸部 X 线及 CT 来确定肿瘤的部位、大小，肿瘤与周围组织的关系，肿大淋巴结是否有转移。当出现肿瘤侵犯心脏、血管、胸壁、肋骨及椎体时，还需要通过 MRI 来判断侵犯的范围及程度。对于有痰咳出的患者可以行痰液细胞学检查。另外的诊断方法还包括支气管镜以及在 B 超或 CT 引导下对肺部肿块进行穿刺活检。对于以上检查结果阴性但临床上高度怀疑肺癌的患者还可以行纵隔镜检查、开胸探查术或胸腔镜手术以协助诊断。肺癌是发病率和死亡率增长最快，对人类健康和生命威胁最大的恶性肿瘤。目前，肺癌的发病率和死亡率在男性均占第一位；在女性，肺癌的发病率仅次于乳腺癌，但死亡率却占首位。每年全世界约有 120 万新发现的肺癌患者，而有约 110 万人死于肺癌，这个数字超过了乳腺癌、结肠癌和前列腺癌引起死亡人数的总和。而在我国，2000 年我国男女肺癌发病率分别为 38.46/10 万、15.7/10 万，死亡率分别为 33.21/10 万、13.45/10 万。

65 如何早期发现肺癌？

由于肺实质缺乏敏感的神经组织，人们无法早期感知自己身患肺癌，直至肿瘤长到一定程度，压迫或侵及周围组织甚至出现远处转移才被人们所发现。另外，早期肺癌的临床症状不具有特异性，对于平时出现的咳嗽、气短、痰中带血等症状，往往被人们所忽视。所以 60% 以上的肺癌患者到医院就诊时已属晚

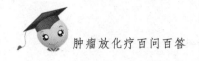
期,失去了治疗的最佳时机。所以这就需要人们提高警惕,尤其是在出现以下情况时,一定要引起足够的重视,必要时需要到专科门诊做进一步的检查。

可能患肺癌的人群

- 刺激性咳嗽持续 2~3 周,抗感染治疗无效,或原有慢性呼吸道疾病,咳嗽性质改变者。
- 持续痰中带血而无其他原因可解释者。
- 不明原因的持续性胸痛者。
- 反复发生同一部位的肺炎,特别是段性肺炎者。
- 难以治愈的肺脓肿,无毒性症状及大量脓痰,抗感染治疗疗效不明显者。
- 原因不明的四肢关节疼痛及杵状指(趾)者。
- X 线胸片上局限性肺气肿,段、叶性肺不张,孤立性圆形病灶和单侧性肺门阴影增大者。
- 肺结核在有效抗结核治疗过程中,病灶已趋于稳定,又突然出现新的病灶者。
- 增长快而中毒症状重的血性胸腔积液患者。
- 颈部不明原因淋巴结肿大者。

同时对于肺癌的高危人群,是指有长期吸烟史者,尤其是每天吸烟超过 1 包者,年龄超过 45 岁,有肺癌家族史,长期接触有毒害气体者。一定要加强监测,重视健康体检,如果在高危人群中出现上面提到的 10 种症状,更应该引起足够的重视,以早期发现病变。

66 什么是小细胞肺癌?什么是非小细胞肺癌?

根据肺癌的生物学特点及对治疗反应的不同,将肺癌分为小细胞肺癌和非小细胞肺癌两大类。其中小细胞肺癌约占全部肺癌的 20%,具有恶性度高、生长快、早期出现远处转移的生物学特性。非小细胞肺癌可以根据病理类型的不同大致分为:①鳞状细胞癌,约占所有肺癌的 30%,病变发展较慢,在肺内多位于肺野的中央;②腺癌,约占所有肺癌的 40%,女性多见,可发生于不吸烟者,腺癌多起于肺野的周边,预后较同期别的鳞癌差;③大细胞癌及其他,约占所有肺癌的 10%。

67 非小细胞肺癌怎样放疗?

非小细胞肺癌(NSCLC)约占所有肺癌病例的 84%,待临床确诊时 34% 为

Ⅰ期和Ⅱ期,28%为Ⅲ期,38%为Ⅳ期。在各临床分期的 NSCLC 患者治疗中,放疗是重要的局部治疗手段。文献显示,60%~70%的患者在治疗的不同时期需要接受放疗。如何规范化实施放疗,进一步提高 NSCLC 患者疗效是目前临床研究的重要内容。

对于早期 NSCLC,体部立体消融放射治疗(SABR)可以作为不能手术或拒绝手术患者的标准治疗;可以作为临界手术者楔形切除外的另一选择。但是在可手术的患者中,其价值尚待Ⅲ期临床试验进一步验证。对于因内科疾病而无法接受手术或者拒绝手术的早期患者,SABR 可以作为标准治疗。2010 年,Timmerman 等报道了 RTOG-0236 试验的 3 年研究结果。该研究纳入 59 例因合并其他疾病不能进行手术的Ⅰ期(T1~2N0M0)NSCLC 患者,中位年龄为 72 岁。患者 3 年原发肿瘤控制率为 97.6%,3 年总生存(OS)率为 55.8%。而既往纳入相似患者的研究报道显示, 常规分割放疗后患者的 2 年及 3 年 OS 率为 10%~30%。因此,该研究结果显示,SABR 可以提高早期不能手术 NSCLC 患者的局部控制率和生存率。

SABR 可以作为临界手术患者楔形切除外的另一选择。来自美国的一项研究比较了 SABR 和楔形切除术治疗Ⅰ期 NSCLC 的疗效。该研究入组 124 例不能接受肺叶切除术的 T1~2N0M0 期患者,给予楔形切除术(69 例),或 SABR 治疗(58 例),SABR 总剂量在 48~60 Gy,共 4~5 次。中位随访时间为 2.5 年,两组患者疗效相似:SABR 组患者局部复发风险低于楔形切除术组 (4%与 20%,$P<$ 0.05);楔形切除术组患者的 2 年 OS 率高于 SABR 组 (87%与 72%对照,$P=$ 0.01);但是,两组远处转移率和疾病特异生存率差异无统计学意义($P>0.05$)。该研究提示,无论 SABR 还是楔形切除,均是不能接受肺叶切除患者的有效治疗手段。可手术者 SABR 治疗的价值尚待Ⅲ期临床试验进一步明确。一项来自日本的多中心研究分析了 87 例可手术治疗,但是拒绝手术的Ⅰ期患者接受 SABR 治疗后的疗效,中位随访时间为 55 个月。

温馨提示

研究显示,适用于手术治疗的患者接受 SABR 治疗安全、有效。

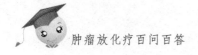

T1 期局部控制率为 92%,T2 期为 73%,ⅠA、ⅠB 期 5 年生存率分别为72%、62%;大于Ⅱ级的放射性肺部损伤仅 1 例。

Ⅲ期 NSCLC 主要分为可切除和不可切除两大类。对于可切除的 N2 期患者,目前的治疗策略有两种,一是手术参与的 N2 综合治疗。新证据提示术前新辅助治疗宜采用化疗联合放疗的同步治疗方式,且较多的证据均支持术后病理确诊为 N2 期的患者需接受术后辅助放疗,当然此手术不可以以全肺切除为代价。另一选择是同步放化疗。对于不可切除的局部晚期 NSCLC 患者,同步放化疗是核心治疗手段,诱导化疗和巩固化疗的作用没有被证实,然而在新技术条件下的时间剂量分割值得研究。脑部预防性照射(PCI)对于局部晚期 NSCLC 患者仅降低了脑转移发生的风险,对生存无显著影响。近年一些回顾性临床资料支持,ⅢA(N2)期 NSCLC 患者手术完全切除后需要接受术后辅助放疗。根据美国监测、流行病学与最终结果(SEER)数据库所提供的观察性研究数据,对于术后病理诊断为 N2 期患者,术后放疗能使患者 5 年 OS 率提高 7%,与术后未接受放疗患者的生存率相比差异有统计学意义($P<0.05$)。ANITA 临床研究的分析也提示,按照术后淋巴结状态分层分析,在术后病理诊断为 N2 期的患者,无论是观察组还是术后化疗的试验组,术后放疗均提高了 N2 期患者 OS 率,降低了局部复发率。2010 年意大利的一项研究回顾性分析了 175 例Ⅲ(N2)期完全切除术后患者的疗效,结果提示,术后辅助放疗可以明显降低局部复发率。

温馨提示

国内研究的回顾性分析的结果显示,术后放疗组与术后无放疗组相比,Ⅲ(N2)期患者的 5 年生存率和局部控制率明显提高,提示术后放疗对Ⅲ(N2)期完全切除术后患者的价值。

68 肺癌放疗期间护理应注意什么?

(1)脑部肿瘤放疗注意观察颅内压。注意观察患者脑水肿的情况,患者在行全脑放疗前,都有不同程度的颅压高症状,加上放射线本身可导致脑组织的放射损伤,放疗初期可因暂时性的脑水肿增加颅内压,表现为剧烈的头痛、喷射性呕吐及视神经盘水肿等。在放疗前后我们对患者应用脱水剂。

(2)饮食护理。放疗患者多有营养不良、食欲缺乏、体重减轻、免疫功能低下等,除补液外要增加营养, 应给患者做适合口味的饭菜,给予高营养易消化的饮食。多吃新鲜蔬菜、豆类、蛋类,勿吃刺激性食物。

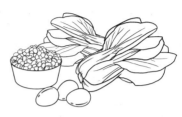

(3)注意血象变化。每周 1~2 次检查血常规,当白细胞低于 $3.0×10^9/L$ 时,应停止放疗,应用升白细胞药物,给予全身支持疗法并注意保护性隔离。

肺癌放疗也是肺癌治疗的有效手段之一,尤其是中心型肺癌,放疗后常出现咳嗽、气短等症状,这主要是肺癌放疗特别是肺门及纵隔部位,在足量照射后数月,产生放射性肺纤维化所致。下面这些肺癌放疗后的护理方法可以缓解上述症状,请在医生指导下使用。

(4)皮肤护理。放疗 3~4 周会出现头发脱落、局部皮痒、色素沉着等,嘱患者注意保护照射野皮肤清洁干燥,经常检查射野标记是否清楚,勿用碱性肥皂及粗毛巾擦拭,避免冷热刺激,防止日晒、手抓等。注意观察患者有无肌肉萎缩,要定时活动肢体,定时翻身擦背,随时按摩受压部位及骨隆凸处,预防褥疮的发生。

(5)心理护理。脑转移瘤患者一旦知道了病情,就往往与死亡联系在一起,产生恐惧、焦虑、抑郁、愤怒、绝望的负性情绪,造成中枢神经过度紧张,削弱了人体免疫功能,加重病情。此时应有针对性保护性医疗,护士应取得家属的配合,要耐心地做好开导解释工作,并给予真诚的同情和关心。平时注意观察患者的面部表情,了解患者的思想动态,及时消除他们的恐惧感和恰当地回答患者所关心的与预后和转归有关的问题。对意识不清的患者,应尊重其人格。

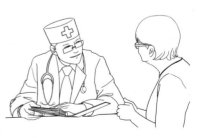

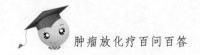

69 **食管癌有哪些症状?**

食管癌萌芽期,可见饮食吞咽困难,常出现呃逆、嗳气、胸部痞满不适,病情有不断加重的趋势。

食管癌早期,可见吞咽困难,咽食时有阻碍、擦痛(或无痛)感觉,呃逆、嗳气频作,胸膈、背部有烧灼疼痛感觉,吐出的痰中带有血丝,声音嘶哑,体重减轻。

食管癌中晚期,吞咽困难,严重时饮水也有困难,声音嘶哑,咳吐痰中带有血液或脓液,胸膈、背部有疼痛加剧,人日渐消瘦,可见深度慢性食管炎、严重的食管糜烂或溃疡。

食管癌需要做什么检查

- X线钡餐检查。
- 纤维食管胃镜检查。
- 食管黏膜脱落细胞学检查。
- 食管CT扫描检查。
- 其他检查方法,如PET-CT。

70 **怎样治疗食管癌?**

肿瘤不能切除的病例,为减轻患者的吞咽困难,可采用食管腔内置管术、胃造口术、食管胃转流或食管结肠转流吻合术。放射治疗和化学治疗是综合治疗措施之一,特别是放疗,在食管癌的治疗中起着巨大作用。

71 **食管癌的放疗原则是什么?**

(1)食管癌放射治疗的适应证较宽,包括根治性放疗和姑息放疗。

对于局部早期的食管癌患者,放疗可以达到与手术相当的效果,也就是能够根治,并且放疗具有不开刀、无痛苦、治疗时间短、恢复快等优势。对于不能手术的晚期患者,姑息放疗可以减轻患者的痛苦,缓解症状。随着放射治疗技术的不断进步,放射治疗在食管癌的治疗中起着越来越重要的作用。

(2)适应证。早期:能手术而因为内科疾病如心脏病、高血压等不能手术或不愿手术者可选择放射治疗。对局部病期偏晚又没有淋巴结转移者,可采取先行术前放疗。其结果可提高切除率降低淋巴结转移率,使部分不能手术患者获得成功手术,特别是达到放疗后病理反应程度为重度甚至无癌者,其生存率明显提高。

单一放射治疗:由于多数患者在就诊时已经为中晚期,对已失去手术治疗机会者,可根据患者的情况行根治性和姑息性放射治疗或放疗合并化疗。

术后放射治疗:姑息手术后的患者,采取术后放射治疗能达到较好的效果。

(3)放疗前准备工作。患者及家属的思想准备:多数患者得知患癌症后有较多的顾虑和恐惧,心情不愉快,思想负担重。要帮助患者解决思想上的问题,争取患者的合作、理解。与患者家属交代病情:放疗中可能出现的问题和不良反应。如有不适。应及时与医生汇报。争取早做处理。

医生的准备

- 对诊断进行核实:要有病例和细胞学的诊断、最近的食管 X 线片、胸部 CT、B 超或 CT 检查颈部/锁骨上和腹腔淋巴结以明确分期和治疗性质、食管腔内超声的检查。
- 做食管的定位、CT:全面了解肿瘤的大小和肿瘤的范围,以明确治疗性质、照射范围的大小、照射野的设计、放疗剂量、放疗次数等。
- 放疗前的对症治疗。

营养状态不良、脱水或其他并发症者应及时积极处理,X 线片显示有尖刺、胸背痛或白细胞数升高者应积极地进行抗感染治疗。

72 食管癌患者有什么饮食禁忌?

食管癌患者的饮食禁忌

- 禁食辛辣有刺激性的食物,如辣椒、生葱、姜、蒜等。
- 禁食粗糙、过硬、过烫的食物。
- 禁食霉变、腐烂变质的食物,少食熏烤及腌制的食物。
- 禁烟酒。

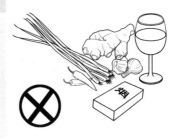

73 肝癌有哪些治疗方法?

(1)放疗。放疗是用各种不同能量的射线照射肿瘤,以抑制和杀灭癌细胞的一种治疗方法,副作用小,患者痛苦小,疗效确切。

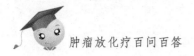

(2)介入治疗。肝癌介入治疗法是非开腹治疗肝癌的首选方法(也是中晚期肝癌患者首选的治疗方法),是经股动脉插管将抗癌药物或栓塞剂注入肝动脉,从而"饿死"和"毒死"肿瘤的一种区域性局部化疗方法,近年来随着介入放射学的发展,肝动脉化疗栓塞术为主的介入治疗取得了确切疗效。

(3)手术切除治疗。手术切除法是治疗早期肝癌最有效、最彻底的方法,但因肝癌手术创伤性较大、术后会造成机体组织的损伤及气血的亏损,所以不适合老年人、自身身体素质较差以及合并有心、肺、肾等重要脏器疾病者选用。

(4)中医药治疗。目前中医药治疗法多作为肝癌的辅助治疗方法(如可联合放化疗或用于肝癌手术后等)。

中医药治疗肝癌的优点

- 有效缓解临床症状 (稳定病情)。
- 提高机体免疫力。
- 最大限度地保护肝脏功能。
- 毒副作用较轻微、费用较低廉。
- 可有效缓解放、化疗的毒副作用。

74 肝癌放疗的适应证和禁忌证是什么? 注意事项有哪些?

肝癌放疗(放射治疗)是通过高能放射线照射来杀灭癌细胞的一种治疗方法,以往由于肝脏自身及放射技术等多种原因导致肝癌放疗的效果并不理想。近年来,由于各种技术的进步,使放疗在肝癌治疗中的地位有所提高,疗效也有所改善。

(1)适应证。

临床上肝癌放疗的适应证

- 一般情况好,无严重肝功能损害和肝硬化,无黄疸、腹水,肿瘤局限而且发展缓慢,无远处转移的患者,可采用根治性放疗或经放疗使肿瘤缩小后行手术切除。
- 患者虽已有肝内播散或为弥漫型肝癌,但一般情况好,无黄疸、腹水,可行全肝移动条野放疗。
- 只要不是严重肝硬化伴有肝功能损害,就可行放射治疗。
- 对肿瘤位于肝门区压迫所致的黄疸或腹水者,可对准肝门靶区适形放疗,以期解除压迫,缓解症状。

- 肝功能评价为 Child-Pugh A 级者。
- 术后有局部小范围复发者及接受 TALE 后局部复发或残留者。

(2)禁忌证。

临床上肝癌放疗的禁忌证

- 肝癌伴严重肝硬化或肝功能异常者。
- 弥漫性肝癌或巨大肿块型肝癌。
- 炎症型肝癌,病情危险,不宜放疗。
- 腹水是肝癌放疗的相对禁忌证,如对症利尿有效,可行放射治疗。
- 肝功能 Child-Pugh 评价为 B 或 C 级者。

(3)不良反应。由于放射线在杀伤肿瘤的同时,不可避免地会损害人体正常组织,从而产生诸多不良反应。

临床上的主要不良反应

- 消化道反应,如恶心、呕吐、纳差等。
- 造血功能抑制,如白细胞、血小板减少,感染及出血等。
- 照射部位皮肤损伤,如剥脱。

(4)注意事项。

患者放疗时还应注意以下几点

- 密切观察患者的 AFP、肝功能的变化。AFP 下降、肿瘤缩小或全身情况有改善者,疗效较好,反之则疗效较差。而在治疗期间患者全身情况恶化,肿瘤增大、AFP 上升者,应适时中止放疗。
- 在整个放疗过程中患者要多休息,少活动,多餐少食,食高蛋白低盐、低脂肪食物。保持精神状态良好,以便能按计划顺利完成放射治疗疗程。

总之,放疗仍是治疗肝癌的主要方法之一,对于进展期肝癌的治疗,单一治疗手段不能取得理想的治疗效果。临床上,一般将肝癌放疗与手术治疗、中医药治疗及化疗等多种治疗手段联合使用,以达到理想的治疗效果。

75 哪种方法对早期肝癌的治疗效果较好?

除了手术,"立体定向放疗"是个不错的选择。

(1)整个治疗过程全部由计算机控制自动完成。治疗全过程均由计算机控制,精确、安全、可靠,疗效确切,对正常组织损伤极小。治疗简便、省时,大约需

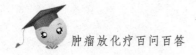

要几分钟到几十分钟。

(2)立体定向放疗不需麻醉、不需要特殊的术前准备和用药，治疗是在清醒、无痛情况下进行。

(3)治疗过程不受年龄、身体状况及心脏病、高血压病、糖尿病等并存病的影响,尤其适合于不能耐受手术或麻醉者,对多发转移灶可一次性治疗。

(4)立体定向放疗无创伤、不出血,术后不用输血,不受饮食和活动限制。

76 哪些乳腺癌患者需要放疗?

放射治疗是治疗乳腺癌的主要组成部分,是局部治疗手段之一。与手术治疗相比较较少受解剖学、患者体质等因素的限制,不过射线的生物学效应影响放射治疗的效果。用目前常用的放疗设施较难达到"完全杀灭"肿瘤的目的,效果较手术逊色。因此,目前多数学者不主张对可治愈的乳腺癌行单纯放射治疗。放射治疗多用于综合治疗,包括根治术之前或之后做辅助治疗,晚期乳腺癌的姑息性治疗。近10余年来,较早的乳腺癌以局部切除为主的综合治疗日益增多,疗效与根治术无明显差异,放射治疗在缩小手术范围中起了重要作用。

(1)术前放射治疗。

适应证

- 原发灶较大,估计直接手术有困难者。
- 肿瘤生长迅速,短期内明显增长者。
- 原发灶有明显皮肤水肿,或胸肌粘连者。
- 腋淋巴结较大或与皮肤及周围组织有明显粘连者。
- 应用术前化疗肿瘤退缩不理想的病例。
- 争取手术切除的炎性乳腺癌患者。

作用

- 可以提高手术切除率,使部分不能手术的患者再获手术机会。
- 由于放射抑制了肿瘤细胞的活力,可降低术后复发率及转移率,从而提高生存率。
- 由于放射,延长了术前观察时间,使有些已有亚临床型远处转移的病例避免一次不必要的手术。

术前放疗的应用方法：术前放射应尽可能采用高能射线照射，可以更好地保护正常组织，减少并发症。放射技术方面，目前多数采用常规分割，中等剂量。一般不用快速放射或超分割放射。放射结束后 4~6 周施行手术较为理想。

(2)术后放射治疗。根治术后是否需要放射，曾经是乳腺癌治疗中争论最多的问题。近年来，较多作者承认术后放疗能够降低局部、区域性复发率。自从 Fishor 对乳腺癌提出新的看法后，乳腺癌的治疗已逐渐从局部治疗转向综合治疗。术后辅助化疗广泛应用，术后放射已不再作为根治术后的常规治疗，而是选择性地应用。

适应证

- 单纯乳房切除术后。
- 根治术后病理报告有腋中群或腋上群淋巴结转移者。
- 根治术后病理证实转移性淋巴结占检查的淋巴结总数一半以上或有 4 个以上淋巴结转移者。
- 病理证实乳内淋巴结转移的病例(照射锁骨上区)。
- 原发灶位于乳房中央或内侧者作根治术后，尤其有腋淋巴结转移者。

放疗原则

- Ⅰ、Ⅱ期乳腺癌根治术或仿根治术后，原发灶在乳腺外象限，腋淋巴结病理检查阴性者，术后不放疗；腋淋巴结阳性时，术后照射内乳区及锁骨上下区；原发灶在乳腺中央区或内象限，腋淋巴结病理检查阴性时，术后仅照射内乳区，腋淋巴结阳性时，加照锁骨上下区。
- Ⅲ期乳腺癌根治术后，无论腋淋巴结阳性或阴性，一律照射内乳区及锁骨上下区。根据腋淋巴结阳性数的多少及胸壁受累情况，可考虑加或不加胸壁照射。
- 乳腺癌根治术后，腋淋巴结已经清除，一般不再照射腋窝区，除非手术清除不彻底或有病灶残留时，才考虑补加腋窝区照射。
- 放疗宜在手术后4~6 周内开始，有植皮者可延至8周。

(3)放射治疗为主的治疗。以往对局部晚期肿瘤、无手术指征者做放射治疗，往往是姑息性的。近年来，随着放射设备和技术的改进及提高，以及放射生物学研究的进展，放射可使局部肿瘤获得较高剂量，而周围正常组织损伤较少，治疗效果明显提高。目前，开始进行小手术加放射治疗早期乳腺癌的研究，使放射治疗在乳腺癌的治疗中从姑息转向根治性。多数作者认为对原发灶小

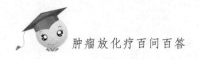

于 3cm,N0 或 N1 的患者可考虑小手术加放疗。对于局部晚期乳腺癌,放射治疗仍是一种有效的局部治疗手段,放射前切除全部肿瘤或作单纯乳房切除可提高疗效。

(4)复发、转移灶的放射治疗。乳腺癌术后复发是一个不良征兆,但并非毫无希望。适当的局部治疗可以提高生存质量、延长生存期。照射方面,大野照射比小野照射疗效好,应当尽量采用大野照射。对于复发病例,应当使用放射、化疗综合治疗,尤其对于发展迅速的复发病例。乳腺癌发生远处转移时首先考虑化疗,适当地配合放射治疗可缓解症状,减轻患者痛苦。如骨转移患者经放疗后疼痛可减轻或消失。

77 胰腺癌的发病原因及症状是什么?

胰腺癌的病因尚不十分清楚。其发生与吸烟、饮酒、高脂肪和高蛋白饮食、过量饮用咖啡、环境污染及遗传因素有关;近年来的调查报告发现糖尿病人群中胰腺癌的发病率明显高于普通人群;也有人注意到慢性胰腺炎患者与胰腺癌的发病存在一定关系,发现慢性胰腺炎患者发生胰腺癌的比例明显增高;另外还有许多因素与此病的发生有一定关系,如职业、环境、地理等。

胰腺癌的主要症状

- 腹痛:疼痛是胰腺癌的主要症状,不管癌位于胰腺头部或体尾部均有疼痛。
- 黄疸:黄疸是胰腺癌,特别是胰头癌的重要症状;黄疸属于梗阻性,伴有小便深黄及陶土样大便,是由于胆总管下端受侵犯或被压所致。
- 消化道症状:最多见的为食欲缺乏,其次有恶心、呕吐,可有腹泻或便秘。胰腺癌也可发生上消化道出血,表现为呕血、黑便。
- 消瘦、乏力:胰腺癌和其他癌不同,常在初期即有消瘦、乏力。
- 腹部包块:胰腺在深处,于后腹部难摸到,腹部包块系癌肿本身发展的结果,位于病变所在处,如已摸到肿块,多属进行期或晚期。

78 胰腺癌的放疗适应证有哪些？

胰腺癌的放疗适应证

- 用于术前或术后放疗。
- 患者因内科原因不宜手术切除的胰腺癌。
- 患者拒绝手术的早、中、晚期胰腺癌。
- "KS"评分超过60分。

79 大肠癌的发病情况如何？多发生在哪些部位？有哪些症状？

大肠癌是常见的恶性肿瘤，包括结肠癌和直肠癌。大肠癌在西方国家的发病率很高，据统计，在美国1979年患结肠、直肠癌的新病例数与肺癌相同，均为11.2万人，占恶性肿瘤发病数的首位；死亡数为5.2万人，仅次于肺癌。1975年世界卫生组织公布的恶性肿瘤死亡率，世界上最高的是西柏林，每10万人口中就有353.6人死于恶性肿瘤，其中大肠癌占第二位。我国大肠癌的发病率较欧美低。大肠癌最多发生在直肠的壶腹部(58.5%)，次为乙状结肠(14.1%)、升结肠(8.7%)、盲肠(6.8%)、降结肠(4.6%)、横结肠(4.1%)、肝曲(2.2%)、脾曲(1%)。直肠癌在大肠癌中占一半以上，直肠和乙状结肠癌加起来占大肠癌的70%以上(47%)。因此，绝大多数大肠癌发生在容易被直肠指诊、直肠镜、乙状结肠镜时发现。早期大肠癌常没有什么明显的症状和感觉，当出现某些症状时，往往已有相当的进展。如果有原因不明的贫血、体重减弱、食欲减退、腹胀、腹部不适等症状时，则应当考虑是否患了大肠癌。

80 直肠癌放疗的适应证有哪些？

直肠癌细胞对放射线杀伤具有中等敏感度，因而在直肠癌的治疗中，放疗往往作为综合方法之一，与手术、化疗相配合，以期达到根治目的。

温馨提示

放疗在直肠癌治疗中适用于：手术后放疗、治疗转移癌、手术前放疗、手术中放疗和姑息放疗等几个方面。

81 直肠癌放疗有哪些副作用？

直肠癌现在还是以手术为主，早期

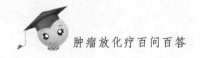

直肠癌手术切除还可以保肛。然而直肠癌的治疗方式并不是单一的,还有放疗也是比较常用的。当然不管是什么治疗方法,都会有自己的副作用,那么直肠癌放疗可能会出现的副作用都有哪些呢?

　　放射治疗的并发症有局部性损伤和全身性损伤。局部损伤有放射性皮炎、放射性肠炎、放射性骨炎等;全身损伤有消化系统反应和骨髓抑制。

局部损伤

- 放射性肠炎:在放射中后期,患者可感到腹部不适,进食或饮水后加重,严重时可出现肠梗阻。这是由于肠道在放射线损伤下,出现黏膜充血、水肿所致。
- 软组织纤维化:在放射后期出现,常表现为局部组织变硬,失去正常组织的弹性。
- 放射性皮炎:放射初期可见皮肤发红,发痒,类似日晒性皮炎改变;放射中期皮肤色素沉着,变厚粗糙,毛孔粗黑;放射后期在皮肤皱褶、腹股沟区可出现湿性脱皮,局部皮肤水肿,严重时出现水疱,继而破溃、糜烂,甚至溃疡。

全身不良反应

- 消化道反应:放疗初期患者常出现口干、大便干燥;在放疗中、后期,患者可发生食欲减退、恶心、呕吐。
- 骨髓抑制:多发生在放疗后期,表现为全身乏力,血液学检查发现白细胞总数下降。

　　放疗对直肠癌很有好处。直肠癌放疗可以和手术配合包括术前放疗和术后放疗,现在的三维适形和调强放疗的副作用较小,当然我们不能因为副作用而畏惧放疗,因为直肠癌放疗对疾病的治疗是很有帮助的。

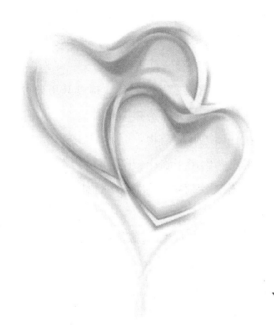

肿瘤化疗的一般治疗原则

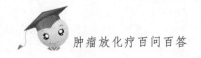

82 肿瘤化疗是怎样发展起来的？

自古以来恶性肿瘤就是致人死亡的疾病，人类采用药物治疗肿瘤的历史可追溯到几千年前。东西方医学都曾梦想通过"以毒攻毒"来达到治疗的目的，西方医学曾用秋水仙碱、砷化物及苯等治疗肿瘤，我国医学也曾有用马钱子等治疗肿瘤的记载。首先我们来了解一下肿瘤化疗的发展史。

近代肿瘤化疗药物治疗学只有一百多年的历史，是医学领域里比较年轻的学科，目前正处于一个重大变革的时代。追溯其历史可以看到：

1942年——发现了第一个抗肿瘤药物氮芥；

1948年——发现抗代谢类肿瘤药物；

1955年——长春碱类药物用于临床，开创了植物类药物发现的历史；

1956年——放线菌素D治疗绒癌和肾母细胞癌取得了疗效，又发现了抗肿瘤抗生素；

1957年——合成了环磷酰胺(CTX)、氟尿嘧啶，至今仍是临床常用的抗癌药；

1957年——分离出阿霉素(ADM)，扩大了抗肿瘤的适应证；

1971年——顺铂(DDP)上临床后逐渐扩展其使用范围，对多种肿瘤取得了较好的疗效，目前第2、3代铂类抗癌药也已上市。

近20年尤其是近10年来抗肿瘤药物发展更加迅速，第3代抗肿瘤药物进一步提高了多种肿瘤的治愈率，如去甲长春碱(NVB)、紫杉醇(PTX)、吉西他滨(GEM)、奥沙利铂(L-OHP)等。同时，5-HT3拮抗剂和粒细胞集落刺激因子(G-CSF)的开发大大减少了化疗给患者带来的痛苦以及困扰医生进行化疗的最大障碍：如消化道反应(恶心)、呕吐以及骨髓抑制(白细胞减少以及三系减少)。

83 肿瘤化疗在肿瘤治疗中的作用有哪些？

肿瘤是一个全身性的疾病，其治疗也强调综合性治疗。治疗的方式有手术、放疗、化疗、生物治疗、其他治疗(如介入治疗、冷冻、激光、微波、超声治疗、中医中药、内分泌、热疗、射频消融治疗等)。综合治疗是指采用两种或两种以上的前述方法,合理地联合治疗,以减轻毒副反应,提高治疗效果。通常应首选手术治疗。如果确无手术机会(肿瘤侵犯重要部位如神经、大血管、主气管以及有远处转移)或因各种原因(如高龄,存在心、

肺、肾等重要脏器功能障碍,全身状况差等)而不能耐受手术者,方可选择其他治疗方法。需要特别强调的是,越来越多的医生已接受新辅助化疗的概念,即先化疗,为缩小手术范围、提高手术切除率创造条件。

肿瘤化疗的根本目的在于降低死亡率及发病率,虽然肿瘤化学治疗历史短,但成绩显著,已经发现 50 余种具有不同作用机制的有效药物。它们的合理使用可以使多种肿瘤治愈,并且使另一些肿瘤患者生命延长。

可用化学治疗治愈的疾病包括急性淋巴细胞白血病、霍奇金病、尤文瘤、肾母细胞瘤、巴基特淋巴瘤、胚胎性横纹肌肉瘤、绒毛膜上皮癌、睾丸癌;化疗(辅助性化疗)病情完全缓解及存活率增加的疾病包括乳腺癌、小细胞肺癌、急性成髓细胞瘤、非霍奇金淋巴瘤、前列腺癌、慢性粒细胞性白血病;化疗/辅助性化疗病情完全或部分缓解,但生存时间延长不确定的疾病包括多发性骨髓瘤、卵巢癌、子宫内膜癌。

随着新抗癌药物的不断发现,抗肿瘤药与外科治疗、放射治疗的协调应用,设计联合治疗的合理配伍,以及对肿瘤化疗原则的深入认识,使肿瘤化疗正式从姑息治疗向根治性治疗过渡。

目前肿瘤治疗的方法,以手术、放疗和化疗为主,中药治疗和生物治疗作为辅助手段。手术和放疗属于局部治疗,化疗就是通过化学药物进行治疗,分子靶向药其实是小分子化合物,也属于化学治疗。

84 肿瘤化疗有哪些原则?

追求完全缓解是肿瘤治疗及生命延长的最低必需条件;最初治疗是取得较好治疗效果的关键;剂量强度的确定是化疗根本原则之一。

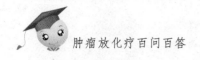

应遵循以下原则

- 综合治疗,合理安排各种有效的治疗手段,提高疗效,治愈更多的患者。
- 应用细胞动力学和细胞药敏试验指导化疗,制订合理的化疗方案。
- 掌握剂量强度与治愈率的关系、化疗持续时间及强度必须适当。
- 区分是姑息性治疗还是根治性治疗。
- 与生物反应调节剂并用或序贯用药。
- 克服耐药性。
- 给药个体化、循证化。

85 临床上应用的化疗模式有哪几种?

晚期或扩散性癌症的全身化疗。通常缺乏其他有效方法,常常一开始就采用化疗,近期的目标是取得缓解。如开始采用的化疗方案失败,需换其他方案化疗时,称之为补救治疗。

(1)晚期或播散性癌症的全身化疗。包括诱导化疗和补救治疗。诱导化疗是指晚期或播散性癌症患者除化疗外,通常缺乏其他有效方法,常常一开始就采用化疗,近期的目标是取得缓解。补救治疗是指如开始采用的化疗方案治疗失败,需换用其他方案化疗时,常称之为补救治疗。

(2)辅助化疗。是指如开始采取有效的局部治疗(手术或放疗)后,主要针对可能存在的微转移灶,为防止复发转移而进行的化疗。

(3)新辅助化疗。又称起始化疗,指临床表现为局限性肿瘤,可用局部治疗手段(手术或放疗)者,在手术或放疗前先使用化疗。目的一是希望化疗后局部肿瘤缩小,从而可以减少切除的范围,缩小手术造成的伤残;其次是化疗可清除或抑制可能存在的微转移灶,从而改善预后。

(4)特殊途径化疗。如姑息性化疗是指晚期不能治愈的肿瘤患者实行的化疗,如肝癌、胃癌、胰腺癌、结肠癌等;化疗的效果仍然很差,对这些晚期癌症的病例,化疗仍为姑息性,即只能达到减轻症状、延长生存时间的作用;研究性化疗是指探索性的新药或新化疗方案的临床试验,为了找寻高效低毒的新药和新方案。

86 肿瘤化疗药物的分类有哪些?

(1)根据抗癌药物的来源、化学结构,肿瘤化疗药物有以下分类。

● 烷化剂:主要药物有氮芥(NH2)、环磷(CTx)、异环磷(IFO)、苯丁酸氮芥(瘤可宁)(CB1348)、苯丙酸氮芥(CB)、左旋苯丙氨酸氮芥(美法仑)、塞替派(TSPA)、白消安和洛莫司汀(环已亚硝脲,CCNU)及司莫司汀(甲环亚硝脲)。

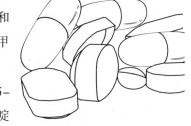

● 抗代谢药物:主要药物有氟尿嘧啶(5-Fu)、替加氟(呋喃氟尿嘧啶,FT207)、双氟啶(FD-1)、优氟呋(UFT)、卡莫氟(HCFU)、去氧氟尿苷(氟铁龙,5-DFUR)、甲氨蝶呤(MTX)、6-巯基嘌呤(6-MP)、阿糖胞苷(Ara-c)、希罗达(Xeloa)。增加5-FU疗效的亚叶酸钙(甲酰四氢叶酸钙,CF)。

● 抗癌抗生素:放线菌素D(更生霉素,ACTD)、柔红霉素(DNR)、多柔比星(阿霉素,ADM)、表柔比星(表阿霉素,EPI)、吡柔比星(THP)、米托蒽醌(MIT)、博莱霉素(BLM)、丝裂霉素(MMC)、平阳霉素(SP)。

● 抗癌植物类:长春花类植物生物碱,如长春碱(长春花碱,VLD)、长春新碱(VCR)、长春地辛(VDS)。鬼臼毒类的足叶乙苷(Vp-16)和鬼臼噻吩苷(VM-26)。喜树碱类,包括开普拓(伊立替康,CPT-11)和羟喜树碱(HCPT)。新抗肿瘤药紫杉醇类药物紫杉(taxol)、紫杉特尔(taxotere)等。

● 激素类:雌激素(己烯雌酚)、雌激素类制剂、垂体-黄体释放激素的激动剂(诺雷德)、雄激素及雌激素受体抑制剂(他莫昔芬及托瑞米芬)、氨鲁米特(氨基导眠能)、来曲唑、黄体酮、甲状腺素。

● 其他类:铂类顺铂(DDP)、卡铂((CBP)、草酸铂(奥沙利铂,L-OHP)。以铂类为基础的化疗方

温馨提示

其他铂类药物有洛铂和环铂等;杂类还有达卡巴嗪(氮烯咪胺,DTIC)、甲基苄肼(PCZ)、吉西他滨(GEM)等。

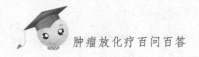
案在许多肿瘤治疗中占有重要地位。卡铂临床疗效与顺铂相似,胃肠道反应较轻。草酸铂为第三代铂类抗肿瘤药,主要肾毒性和胃肠道反应均较轻。

(2)根据抗癌药物对各期肿瘤细胞的敏感性不同,可将肿瘤化疗药物分成两大类,即细胞周期非特异性药物(CCNSA)和细胞周期特异性药物(CCSA)。

● 细胞周期非特异性药物:能杀死各时相的肿瘤细胞,包括 G0 期细胞。这类药物包括烷化剂、抗癌抗生素和激素类。细胞周期非特异性药物亦可能对细胞周期中的某一时相有更为突出的影响。其作用特点是呈剂量依赖性(dose dependent)。其杀伤肿瘤细胞的疗效与剂量呈正相关,即增加剂量,疗效也增强。其量效曲线呈指数下降。这提示在使用细胞周期非特异性药物时,应大剂量给药。但考虑到大剂量给药时毒性也随剂量的增加而增加, 因此大剂量间歇给药是发挥疗效的最佳选择。

温馨提示

骨髓干细胞对此类药物的敏感性相差很大,敏感性差异归因于细胞群的增殖状态。这类药物以持续性输注方式用药时作用较强,小剂量给药是最好的给药方式。

● 细胞周期特异性药物:
主要杀伤处于增殖期的细胞,G0 期细胞对其不敏感。在增殖期细胞中,S 期和 M 期细胞对其最为敏感。作用于此的药物主要是抗代谢药和植物类及部分其他类。细胞周期特异性药物的作用特点是呈现给药时间依赖性(schedule-dependent)。本类只杀灭其一期的细胞,细胞存活曲线的前一段随剂量的增加而下降。达到一定剂量范围后,即向水平方面转折,形成一个"坪",呈渐进线状态。在一定作用时间内,无论剂量多大,亦有部分不敏感细胞保留。

87 化疗前患者需做哪些准备及评估呢?

化疗药物最大的缺点是选择性差,杀伤癌细胞的同时也破坏正常细胞。人体组织中存在增殖活跃的细胞群,如骨髓造血细胞、消化道黏膜、上皮细胞等,这些细胞也容易受到化疗的伤害。

化疗除了影响机体正常的增殖细胞外, 还会产生一些与各个药物有关的特殊毒性。根据发生时间,分为近期毒性和远期毒性。近期毒性是指发生在 4

周之内的毒副反应,如骨髓抑制、恶心呕吐、脱发、局部刺激、过敏、嗜睡等共性反应,此外不同药物另有其他个性反应,如心脏毒性、神经系统毒性等。化疗远期毒性有致癌、致畸、不育。

实际上,只要合理使用化疗药物,认真防治不良反应,就可以扬长避短,既充分发挥化疗药物的作用,又可减少机体的伤害。因此肿瘤患者化疗前需进行相关评估及化疗前准备。

(1)恶性肿瘤治疗前必须经各种检查手段(包括 X 线片、CT、SPELT、选择性血管造影、B 超、骨髓穿刺、细针穿刺及脱落细胞学检查、手术活体组织检查、内镜等)取得明确的病理分类、分级诊断,并按 1987 年 U1CC 制定的 TNM 分级标准进行临床分期。

(2)必须按卡劳夫斯基(Karnofaky)标准进行治疗前后体质状况的评估,作为剂量掌握及疗效评定的客观参考指标。

(3)凡并发各种感染未得到控制、有消化道穿孔、出血或其他组织器官出血倾向、急性肝炎、慢性肝炎活动期、急性或慢性肾炎、肾功能不全、心肺功能不全者,均不宜进行化疗。

(4)肝、肾功能必须正常,白细胞须在 $3.5×10^9$/L 以上,血小板须在 $(80~100)×10^9$/L 以上。

(5)治疗期间每周检查白细胞总数、分类及血小板计数 1~2 次,如白细胞总数低于 $3.5×10^9$/L,血小板低于 $75×10^9$/L,应暂停化疗。白细胞降低时可用升白药物,也可视病情给适量成分血,宜小量分次。

(6)对原有粒细胞偏低或初次化疗后白细胞不易很快恢复的患者,为了能保证顺利完成治疗所需疗程,有条件者可在以后每次化疗停药后 24 小时给基因重组人粒细胞集落刺激因子(C-CSF)75μg,每日皮下注射,持续 7~14 日。

(7)应用顺铂(DDP)时,除查肝、肾功能外,还需做肾图,如异常则不宜使用。用药期间应避免同时使用其他有损于肾脏的药物,以免增加肾毒性反应,

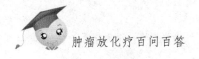

剂量稍大时宜加以水化及使用镇吐药。

(8)有心脏疾患及心电图异常改变或治疗前曾接受过胸部放疗者,应用阿霉素(ADM)时,必须谨慎,应观察心脏毒性。为了减少该类病例的心脏毒性,可选用表柔比星(EPI),一般 ADM 总量宜控制在 $400\sim450mg/m^2$,EPI 总量不宜超过 $900mg/m^2$。

(9)使用博来霉素(BLM)及平阳霉素(PYM)时,应检查肺功能,注意观察肺部纤维化毒副作用和过敏反应。

(10)应用紫杉醇前 12 小时口服地塞米松 8mg,治疗前再口服 8mg;治疗前 30~40 分钟肌内注射异丙嗪 25mg 和静脉注射雷尼替丁 50mg,可以预防过敏反应。

(11)肿瘤化疗方案比较复杂,即使是同一病种,由于病理类型、病期、患者年龄、体质的不同,其化疗方案也不同,故本书另列特殊医嘱,以利于选用最佳方案。

(12)治疗前结合肿瘤类型选择相关肿瘤标志、激素受体(ER,PR)、基因表达及 T 细胞亚群、NK 细胞活性等,作为预后、疗效判定的参考指标。

88 化疗药物联合应用有哪些原则?

化疗药物联合应用的原则

- 合理选用药物,不是数量、品种越多越好,一般不超过 5 种。
- 选用单一应用时对肿瘤疗效最好的药物。如无效,则需选用与其他药物配伍用药增效作用,以不增加毒性为限。
- 各药物的作用机制应作用于不同环节上,如有交叉耐药性,则不宜选用。
- 各种选用药物毒副作用不能相同以及相加。
- 给药方法要考虑细胞动力学及临床实践效果,以增强杀伤力,减少对机体的损伤。
- 备用 1~2 个方案,在适当时交替应用,以防止出现耐药。
- 除了考虑临床疗效外,还应密切注意机体对化疗的承受能力,适当调整用药及方案,宜选用当今推荐的一线联合化疗方案。

89 肿瘤化疗对哪些肿瘤疗效比较好?

根据国际抗癌联盟有关专家评估,他们认为已有一些肿瘤经过化疗有可能达到治愈,这些肿瘤包括小儿淋巴细胞白血病、伯基特淋巴瘤、霍奇金淋巴瘤、视网膜母细胞瘤、肾母细胞瘤、弥漫大 B 细胞型非霍奇金淋巴瘤、绒毛膜上皮癌、胚胎性横纹肌肉瘤、尤文瘤及睾丸肿瘤。

另一些肿瘤通过化疗疗效较好,可以提高生存率,如成人急性白血病、乳腺癌、慢性粒细胞性白血病、慢性淋巴细胞性白血病、低度恶性非霍奇金淋巴瘤、卵巢癌、小细胞未分化肺癌、神经母细胞瘤、子宫内膜癌及前列腺癌等。除了上述肿瘤以外,其他如骨肉瘤、甲状腺瘤、头颈部肿瘤、胃癌、软组织肿瘤、黑色素瘤、恶性神经胶质瘤和膀胱癌等恶性肿瘤在临床上使用化疗以后,也往往可取得程度不等的客观疗效。

90 肿瘤化疗是不是"敌我不分,得不偿失"?

社会上有些不恰当的流传,说化疗药物"敌我不分""得不偿失",等等。使有些患者和家属听到化疗便"望而生畏,面有难色"。其实,这并不符合肿瘤化疗的实际情况。

首先,目前正式供临床使用的抗癌药物是医学科学研究的结果。在正式应用于人体之前已经过了严密的科学实验。只要合理使用,患者的安全性是得到保障的。其次,癌细胞毕竟是异常生长的畸形细胞,其结构和功能都不如正常细胞那么完善。因而,抗癌药对敏感的癌细胞的杀伤作用要比对人体的正常细胞大。

在抗癌药的打击面前,癌细胞往往比正常细胞更为脆弱,更经受不起打击,也更容易死亡。同是受到了抗癌药的打击,正常细胞的损伤也要比癌细胞的损伤更容易修复。因而抗癌药的毒性并不可怕,是暂时的,也是可以有恢复机会的。

温馨提示

通常在停药以后这些副作用便会逐渐消失。

在临床实践中,我们不难看到,抗癌药的副作用不是每种药物都有的,也不是每个患者必须都会发生而无一幸免的。在有经验的化疗医生所拟定的治疗方案中,通常已根据患者的具体情况作了估计,将药物的剂量定于适当的范围之内,药物毒性已限制在患者能够耐受的程度。

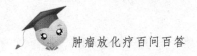

因此,使用抗癌药物治疗还是安全的,大多数患者或者并不出现这些副作用,或者即使有副作用程度也较轻微。而且在治疗过程中,医生还会根据患者化疗后的情况采取一些相应措施,或酌情调整剂量,以期治疗可顺利进行,一般来说,由于副作用严重而需要停用化疗药物的情况并不多见。

91 化疗的适应证有哪些?

(1)造血系统肿瘤,急性和慢性白血病、淋巴瘤、多发性骨髓瘤,常首选化学治疗。

(2)对内科治疗敏感的肿瘤,如睾丸肿瘤、小细胞肺癌、滋养细胞肿瘤等,化学治疗也作为首选。

(3)已有播散多发转移的实体瘤、乳腺癌、大肠癌、卵巢癌、头颈部肿瘤。

(4)上腔静脉综合征、呼吸道梗阻、颅内压增高可先行化疗缓解症状、为放射治疗创造条件。

(5)癌性胸腹腔、心包腔积液。

(6)卵巢癌、骨及软组织肉瘤、小细胞肺癌、肛门癌、膀胱癌,Ⅲ期乳腺癌和Ⅲa期肺癌术前化疗可提高治愈率。

(7)根治术后辅助化疗,乳腺癌、大肠癌、胃癌、肺癌、软组织肉瘤、肾母细胞瘤。

(8)动脉内介入可提高疗效的有肝癌、肝转移瘤、肾癌。

92 化疗的禁忌证有哪些?

化疗的禁忌证

● 患者营养状态差,有恶病质,一般状况衰竭者,估计生存期小于2个月。
● 有心肝肾功能严重障碍者、肾上腺皮质功能不全者。
● 有感染、发热和其他并发症。
● Karnofsky评分在40分以下。
● 婴幼儿尤其在3个月以内或3岁以下,而肿瘤对化疗不敏感者。
● 超过70岁而肿瘤对化疗效果不肯定者。
● 痴呆或完全不合作者。
● 严重贫血、营养不良及血浆蛋白低下者。

93 化疗给药方法有哪些?

(1)静脉注射。对一般刺激性药物可
用直接推注或静脉点滴法，这是当前最
常用的用药方法；刺激性较大的药物因
容易引起静脉炎最好选用中心静脉置管(PICC)或锁骨上静脉置管应用。

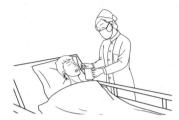

(2)腔内注射。主要用于癌性胸腹水和心包积液。

胸腔化疗治疗恶性胸水用非细胞毒性药物的作用是使胸膜局部纤维化，
用细胞毒性药物的作用是既可引起局部纤维化，又有抗肿瘤作用。

腹腔化疗应选择刺激性较小的药物，以
免引起腹痛或肠粘连。为了使药物分布均
匀，有腹水者把腹水尽量抽净，然后把药物
注入腹腔。无腹水者先往腹腔注入生理盐水
至少2000mL，然后把药物注入腹腔。腹腔化
疗最适合卵巢癌术后残留病灶较小，或有复
发危险的患者,恶性腹膜间皮瘤和消化道肿瘤也有一定的疗效。

> **温馨提示**
> 　双途径化疗是指
> 在胸腹腔注入抗癌药
> 物的同时,通过静脉给
> 予化疗药和解毒药。

(3)膀胱灌注。膀胱癌术后灌注化疗药物能减少复发,常用药物有顺铂、氟
尿嘧啶、丝裂霉素等。

(4)化疗泵植入灌注化疗。药泵埋在皮下,导管插入供应肿瘤的血管内,将
抗癌药物均匀地注入肿瘤中。

(5)鞘内化疗。通过腰穿或导管把抗癌药物灌注到脑脊液中,用这种方法
给药时药物分布均匀,有效率高,复发率低。通常灌注甲氨蝶呤、阿糖胞苷。主
要用于白血病或肿瘤的神经系统侵犯。

(6)肌内注射。多用长针头做深部肌内注射,以利于药物的吸收。

(7)口服。用法方便,但易被胃酸破坏和对胃黏膜有刺激性,可先服氢氧化
铝凝胶或抑酸剂,尽量在睡前给药。

(8)外用。把肿瘤药物涂抹在肿瘤表面,主要用于皮肤肿瘤破溃。

(9)区域性动脉灌注。应用小型人工心肺机,于无菌手术操作下,暴露肿瘤

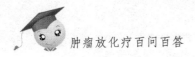

所在的动脉和静脉,暂时与全身血液循环阻断,用含氧及抗肿瘤药物的血液灌注,这样可保持该区域的药物浓度高,达到充分抑制肿瘤的目的。主要用于肢体肿瘤如肉瘤、黑色素瘤等。

(10)导管介入灌注化疗。经皮穿刺或经体腔由导丝引导,把导管选择性地插入病变区域,进行药物灌注、注入栓塞剂或经穿刺直接注射药物,对病变部位进行治疗。

94 化疗停药指征有哪些?

化疗停药的指征

- 明显骨髓抑制,如白细胞低于 $3.0×10^9/L$。
- 剧烈的消化道反应,如呕吐、腹泻并影响水电解质平衡趋势时,或有消化道出血者。
- 急性感染、体温高于38℃者。
- 有重要脏器如心、肝、肾等中毒症状者。
- 出现穿孔、出血、栓塞、休克等并发症者。
- 化学性肺炎及肺纤维化。

95 肿瘤化疗给药时应注意哪些事项?

肿瘤化疗给药时应注意以下几点。

(1)化疗用药剂量按体重计算,测量体重力求精确,要求晨起,空腹,排空大、小便后仅着内衣、裤进行测量。用药前1天测体重,用药半疗程再测1次体重以调整用药量。

(2)认真执行"三查七对",药物配好后在瓶上注明患者床号、姓名、药名及剂量,以免和别的患者混淆。

(3)药物临用前配制,以免置久后药物变质。配制时注意药物的色泽及透明度,避免阳光直接照射。配药剂量必须严格按医嘱执行。不可随意更改。

(4)熟练静脉穿刺技术,合理使用静脉血管即自肢体末梢小静脉开始应用。在配药、输液、拔针过程中,严防浪费药液,以保证疗效。加强巡视,注意输液速度,使药能按要求输入。

(5)密切观察病情变化及药物副反应。

(6)在应用对局部组织刺激性大的化疗药物如氮芥、长春新碱等血管内注射时,一旦漏于皮下,应立即用生理盐水+1%普鲁卡因或 1/6 mol/L 硫代硫酸钠局部皮下封闭,并予以冷敷,以免发生局部组织坏死。

(7)注意用药次序。某些化疗药物如次序颠倒,会影响疗效。如先用 MTX,4 小时后再用 5-FU;VGR8 小时后再用 CTX、BLM、MTX;先用 5-FU、VP-16 或 VM-26,紫杉类后用 CDDP 均可增加疗效。反之则减效。

(8)细胞周期特异性药物的疗效与作用时间有密切关系,疗效可随时间的延长而增加,剂量增大疗效无明显增加。周期非特异性药物的疗效则随药物剂量增大而增加,故多主张一次较大剂量的静脉注射。

(9)需要特别指出的是:肿瘤化疗必须由有经验的化疗专科医生来进行。

96 肿瘤化疗有哪些不良反应?如何处理?

许多患者和非肿瘤专科医生都认为化疗毒性太大,把化疗看成是"非常可怕的治疗",不主张或拒绝化疗,这种看法和做法都是极端错误的。诚然,由于目前的抗癌药物选择性较差,在杀死、杀伤癌细胞的同时,常会出现一些毒副作用,但这些毒副作用经过积极的对症治疗是可以避免或减轻的,一般不会对机体造成明显的损害。

但目前临床使用的抗癌药物确实均有不同程度的毒副作用,即药物在杀伤癌细胞的同时,对某些正常的组织也有一定的损害。还是应该引起足够的重视。药物对肿瘤细胞和正常细胞尚缺乏理想的选择作用,成为化学治疗限制剂量使用的阴影。细胞毒性药物治疗恶性肿瘤的毒副作用是多方面的,最常见的毒副作用是消化道反应、骨髓抑制和神经毒性。

化疗药物反应一般按 WHO 标准分级。

化疗的不良反应分类

- 立即反应:用药后 1 日到几日出现的反应,主要有恶心、呕吐、发热、皮疹、过敏等。
- 早期反应:用药后数天至数周出现,主要有骨髓抑制、肝肾功能损害、周围神经炎、腹泻、口腔炎、脱发。
- 迟发反应:用药后数周至数月发生,主要有贫血、色素沉着、心肺毒性、神经毒性等。
- 晚期反应:用药后数月至数年发生,有致畸变、生长发育迟缓、不育症、致二重癌等。

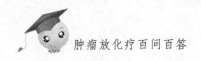
以下是常见的化疗不良反应及处理措施。

(1)局部毒性。给药期间细胞毒性药物刺激静脉内壁造成静脉炎。细胞毒性药物由皮肤脉管系统渗出扩散至周围组织,导致局部炎症反应称化学蜂窝织炎;局部炎症进一步发展造成局部组织坏死,称为渗出性坏死。其临床表现为输液过程中出现局部肿胀及急性烧灼样痛,外渗液体在注射部位聚集形成硬结、溃疡、斑块,最终出现坚硬的黑色焦痂,焦痂外周的红斑肿胀可持续数周。

预防措施

- 化疗前了解化疗药物种类,准确溶解药物,以免药物浓度过高。
- 输液部位的选择:避开手背侧和肘窝及施行过广泛切除性外科手术的肢体末端,输液合适的部位为前臂近端及重要结构上覆盖有大量皮下组织的部位。长春瑞滨(去甲长春碱、诺维本)和长春碱的局部刺激性比较强,应尽可能避免使用外周血管。
- 化疗给药必须由经验丰富的护理人员执行。输液中加强观察,任何阻塞的迹象均必须立即停止输液并检查。应尽快稀释溶液,避免局部组织与药物长时间接触,而造成损伤。化疗时可以使用化疗观察表,严密观察输液情况。
- 注射化疗药物前,应检查是否有回血,如果发现外渗,应及时另选注射部位,避免使用同一静脉远端。如果同时使用多种药物,应先注入非发泡性药物;如果两种均为发泡性,应先注入稀释量最少的一种,两次给药之间应用生理盐水或5%葡萄糖液冲洗管道。
- 输入化疗药物后,应用生理盐水或5%葡萄糖液充分冲洗管道和针头后再拔针。
- 在输液前应向患者讲解药物渗出的临床表现,如果出现局部隆起、疼痛或输液不通畅,教会患者关闭输液器,及时呼叫护士,尽量减少化疗药物渗出。

药物外渗后的处理:立即停止输液,设法吸出渗出液。建议病变肢体抬高至少48小时。周期性降温可以加速康复。

积极进行有针对性的解毒处理

- 蒽环类药物外渗,如阿霉素、柔红霉素外渗,用抗氧化剂二甲亚砜涂于患处,每6小时1次,共2周或依情况而定,可避免发生皮肤溃疡。
- 柔红霉素若漏出血管外,可以在局部注射50~100mg氢化可的松,减少药物与DNA结合,同时给予冷敷,减轻炎症反应。

- 丝裂霉素可引起严重溃疡,虽然有建议用局部广泛切除治疗,但有报道用维生素 B$_6$ 局部注射可减少其组织损伤;也可用 1/6moI/L 的硫代硫酸钠 10mL 注射于外渗处（由 4mL10%的硫代硫酸钠加注射用水 6mL 配制而成)或 50mg/mL 的维生素 C 局部静脉注射,都可以起到直接灭活的作用。
- 氮芥等烷化类药物外渗,可用 1/6moI/L 的硫代硫酸钠 10mL 注射于外渗处,加速烷基化。
- 若无上述解毒药,可用 2mL2%的普鲁卡因加生理盐水 5~10mL 或用 50~100mg 氢化可的松于患处注射。
- 局部冷敷 6~12 小时,一般禁忌热敷。注意预防冻伤。
- 氟轻松软膏或如意金黄散外敷,也可用硫酸镁湿敷。
- 如果经保守治疗 2~3 天后仍持续疼痛或发生溃疡、坏死者,可以考虑外科治疗。

血栓性静脉炎:主要是化疗药物对血管的刺激性较大,表现为注射部位疼痛,沿静脉皮肤色素沉着。皮肤发红,脉管呈条索状变硬和导致静脉栓塞。静脉注射给药时一定要注意药物浓度,尽量稀释后或由输液管小壶内滴入,以减轻对血管壁的刺激,如需多次给药或注射时间过长,需选用较大的血管或经常变换给药血管,由四肢远端至近端血管轮换注射。

(2)胃肠道反应。胃肠道反应是化疗药物引起的最常见毒副作用,临床表现为食欲缺乏、恶心、呕吐、口腔黏膜溃疡,有时腹痛、腹泻和便秘,严重者可因肠黏膜坏死脱落引起便血。顺铂、达卡巴嗪(氮烯咪胺)、放线菌素 D、氮芥类可引起明显的恶心呕吐;环磷酰胺、亚硝脲、蒽环类、异环磷酰胺、阿糖胞苷等反应次之;博来霉素、氟尿嘧啶、长春碱和长春新碱等反应较轻。

呕吐受多种因素的影响:化疗剂量大呕吐重,既往化疗者呕吐重,女患者呕吐重,年轻人呕吐重。处理有:恶心、呕吐用 5-HT3 受体阻滞剂于化疗前 0.5~1 小时静脉注射;或用甲氧氯普胺(胃复安)、苯海拉明、地塞米松等对轻到中度呕吐也有效。黏膜炎的治疗以对症为主:保持口腔清洁,用消毒液漱口,适当用一些收敛剂。有些药物会引起严重的腹痛腹泻,如喜树碱类,处理不当也会致死,除即时停药或减量外,应注意积极补液,使用止泻药,一旦有感染迹象,要使用抗生素。使用止泻药,要注意先从一般的收敛剂或吸附剂如小檗碱(黄连素)、十六角蒙脱石(思密达)等开始,如果无效,再用较强的止泻药如洛

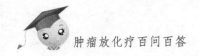
哌丁胺(易蒙停)。使用较强的止泻药时要同时加用抗生素,以防合并肠道感染毒素吸收。中医中药:旋覆花、代赭石、连翘、陈皮、半夏、竹茹等。为了增强止吐效果,临床上常联合使用上述几类药物,如胃复安、安定、地塞米松联合使用,止吐效果良好。

黏膜炎:化疗药物会影响增殖活跃的黏膜组织,使其增生修复减慢,为寄生口腔及肠道细菌提供了入侵的窗口,容易引起口腔炎、舌炎、食管炎,导致疼痛和进食减少;也可以使肠道内上皮细胞发生水肿、坏死、脱落等炎性反应,从而刺激肠蠕动,引起腹泻,甚至发生肠黏膜溃疡等。容易导致黏膜炎的药物有甲氨蝶呤、阿糖胞苷、阿霉素、氟尿嘧啶、放线菌素、博来霉素、丝裂霉素、亚硝脲等。

防治以及护理要点

- 注意口腔卫生,保持清洁和湿润,每日饭前饭后用生理盐水漱口,睡前及晨起用软毛刷仔细清洁口腔,动作轻柔,避免口腔黏膜及牙龈的机械性损伤。
- 化疗后1周至10天内,用200~300mL温开水加8万U庆大霉素含漱后服下,每日3次,可预防及减少口腔溃疡及腹泻的发生率。
- 若有真菌感染应给予抗真菌药物治疗,如制霉菌素含服,同时给予5%碳酸氢钠漱口。
- 若疑有厌氧菌感染,可用3%过氧化氢漱口。
- 若已发生溃疡可用1%甲紫、养阴生肌散涂于患处;还可用2%利多卡因溶液喷雾或取15mL含漱30秒钟,每隔3小时1次;或用4mL 1%普鲁卡因、10mg地塞米松、16万U庆大霉素配制于500mL生理盐水中,分次含漱,都可用于餐前止痛。
- 口唇可用凡士林涂抹,减轻干裂及疼痛。
- 便秘、食欲缺乏等可对症治疗,如给予麻仁润肠丸治疗便秘,黄体酮类药物促进食欲等。
- 持续性腹泻需要治疗,需密切观察并记录大便次数、性状,及时做常规检查,监测水电解质,及时止泻、补液治疗,减少脱水、热量摄取不足等并发症的发生。
- 若出现腹胀或肠鸣音减弱,疑有肠梗阻发生者,应及时行胃肠减压。
- 注意观察体温变化,早期发现感染征兆,早期治疗。

(3)骨髓抑制。大多数化疗药物均可引起不同程度的骨髓抑制,作用最强的是烷化剂和亚硝脲类药物，其次为阿霉素、5-氟尿嘧啶、甲氨蝶呤、丝裂霉素、6-巯嘌呤、长春新碱、长春碱。

发生机制

- 化疗药物对骨髓造血细胞的抑制，依次造成白细胞、血小板、红细胞的减少。这是因为白细胞及血小板的半衰期较短，分别为 6 小时及 5~7 天，白细胞减少易从外周血中反映出来；红细胞的半衰期为 120 天，红细胞系干细胞减少则不易从外周血中反映出来。
- 间歇化疗时，骨髓造血细胞有一定的恢复，故较持续化疗时骨髓抑制轻。
- 一些化疗药物主要引起增殖期的骨髓造血细胞减少，所致骨髓抑制较轻，烷化剂和亚硝脲类药物对增殖及不增殖的骨髓造血细胞均有影响，故容易导致严重而不易恢复的骨髓抑制。

  临床表现：主要是白细胞减少所致的感染及血小板减少所致的出血倾向。

治疗及护理要点

- 化疗前检查血常规、骨髓情况。如果白细胞少于 $4×10^9/L$，血小板少于 $80×10^9/L$ 时，化疗应慎重，需要适当调整治疗方案，必要时应暂缓化疗，给予升血治疗。
- 在治疗中给予必要的支持治疗，如高蛋白、高热量、高维生素饮食及药膳等。
- 化疗后应隔日查血常规，必要时每日查，以了解血常规下降情况。
- 遵医嘱应用升血药物，并观察疗效。
- 必要时可以多次输新鲜血或成分输血，如血小板悬液。
- 白细胞特别是粒细胞下降时，感染的概率将增加，此时应对患者进行保护性隔离，加强病房消毒工作，减少探视。严密监测体温，必要时预防性给予抗生素治疗。
- 血小板降低时应注意预防出血，协助做好生活护理。嘱患者少活动、慢活动，避免磕碰。密切观察出血症状，如果患者出现头痛、恶心等症状应考虑颅内出血，及时协助医生处理。避免服用阿司匹林和含有阿司匹林的药物，注意监测出凝血时间。
- 出现贫血，患者会自觉疲乏，应多休息，必要时可给予吸氧。血红蛋白低于 80g/L 时需要输血治疗，多采用成分输血，如输红细胞，也可以给予促红细胞生成素(EPO)皮下注射，促进红细胞生成。
- 女性患者在月经期间应注意出血量和持续时间，必要时使用药物推迟经期。
- 如果患者出现严重的全血象降低，应警惕肿瘤骨髓转移，同时应该与骨髓抑制相鉴别。

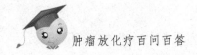

(4)肺损害。主要致毒药物中以博来霉素的肺毒性报告较多,另外丝裂霉素、甲氨蝶呤、环磷酰胺、瘤可宁(苯丁酸氮芥)、卡氮芥(卡莫司汀)、马利兰(白消安)等也有肺毒性。临床症状有干咳、呼吸困难,重则哮喘,可伴有发热、胸痛和咯血。体检时在两肺底可闻及较多的细湿啰音和干性啰音。胸片可见肺部细小网状浸润阴影,并逐渐形成纤维条索改变,膈肌升高。肺功能检查有限制性通气缺陷、肺容量减小和明显的弥散功能障碍、动脉低氧血症等。博来霉素可集中分布于肺部,引起化学性肺炎和肺纤维化。

肺毒性与下列因素有关

- 药物蓄积量:如博来霉素蓄积量小于500mg时发生率为2%~3%,大于500mg时发生率明显升高,可达30%。
- 年龄:高龄患者在常规剂量时也可发生。
- 已往应用博来霉素的情况:6个月内用过博来霉素则再次应用时肺毒性显著增加。
- 与环磷酰胺、阿霉素、长春新碱联合用药时,肺毒性显著增加。
- 用药前或用药同时进行胸部放疗,肺毒性显著增加。
- 肺部继往有慢性疾病或伴有肾功能减退者,肺毒性增加。甲氨蝶呤、瘤可宁(苯丁酸氮芥)、马利兰(白消安)等有时也会引起肺纤维化,但一般发生缓慢,多无明显症状。

防治要点

- 严格掌握适应证,老年、肺功能不良、有慢性支气管炎的患者慎用有关药物。
- 博来霉素总量一般应限制在300mg以下,半年内避免再用。
- 用药期间要密切观察病情,定期做X线检查,用药后随诊。
- 若出现肺毒性反应,应及时停药,给予糖皮质激素、维生素、抗生素等药物治疗。

(5)心脏损害。化疗药物可致心脏毒性,造成心肌细胞损伤,如阿霉素、柔红霉素、米托蒽醌、喜树碱、三尖杉生物碱、顺铂、氟尿嘧啶(5-FU)等。

温馨提示

轻者可无症状,仅心电图表现为心动过速、非特异性ST-T段改变、QRS电压降低。重则心悸、气短、心前区疼痛、呼吸困难,甚至心力衰竭、心肌梗死。

防治及护理要点

- 化疗前应先了解患者有无心脏病病史,做心电图、心脏超声等检查了解心脏基础情况。
- 限制蒽环类药物蓄积量,必要时查血药浓度。对于阿霉素,如累积剂量达到 $450\sim500mg/m^2$ 时,充血性心力衰竭的发病率迅速增高,可能达到25%,因此,需要严格控制阿霉素的使用总量。
- 改变给药方法,延长静脉滴注时间可减少心脏毒性。另外,使用与阿霉素结构相近的米托蒽醌,可以减轻心脏毒性。
- 用1,6-二磷酸果糖、维生素 E、辅酶 Q10、ATP、N-乙酰半胱氨酸、钙通道阻滞药等,可起到保护心脏的作用。
- 严密观察病情变化,重视患者的主诉,监测心率、节律变化,必要时做心电图检查或心电监测,早期发现心力衰竭等迹象,及时给予强心、利尿等治疗。

(6)脱发及皮肤附属器损害。主要致毒药物有阿霉素、环磷酰胺、甲氨蝶呤、博来霉素。发生机制为化疗药使毛发根部的细胞群有丝分裂受到抑制,细胞不能更新,发生萎缩,引起脱发。临床表现是用药后2~3周头发开始脱落,严重者阴毛、腋毛、眉毛均可脱落。由于脱发影响患者的形象,可引起焦虑和情绪波动。

防治措施:做好解释工作,消除恐惧心理,并说明化疗引起的脱发是可逆的,停药后1~2个月,毛发开始再生,且会比原来更黑,更有光泽。根据头皮加压或头皮降温可使头皮血管暂时收缩,减少药物循环至头发滤泡的理论,可用头皮止血带或冰帽,防止或减少脱发。

(7)肝损害。肝胆系统毒性:主要致毒药物有环磷酰胺、氮芥、甲氨蝶呤、丝裂霉素、博来霉素、6-巯基嘌呤。损伤机制是药物在肝脏代谢时对肝细胞的直接毒性。

临床表现

- 急性而短暂的肝脏损害,包括炎症和坏死。一般表现为血清转氨酶和胆红质的一过性升高,临床多见。
- 长期用药可引起肝慢性损伤,包括纤维化、脂肪性变、肉芽肿形成、嗜酸性粒细胞浸润等,导致肝功能不可逆损伤。

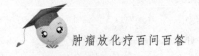
防治措施

● 化疗前询问肝胆病史,检查肝功能,如有异常则应视情况减量或暂缓化疗,同时予以保肝药物。

● 化疗期间定期复查肝功能,出现异常应及时停药,并予保肝治疗。一般血清转氨酶和胆红质的一过性升高可很快恢复。

● 肝功下降时药物在外周血的半衰期延长,化疗时药量应酌减,否则易造成中毒。

(8)肾和膀胱损害。肾脏毒性:主要致毒药物有顺铂、甲氨蝶呤、丝裂霉素。作用机制是应用顺铂时,金属铂离子抑制肾小管细胞刷状缘和侧膜的有机阳离子转运系统,使药物及代谢产物排泄出现障碍,导致局灶性肾小管坏死,肾功能损伤。甲氨蝶呤主要由肾脏缓慢排泄,在酸性尿液中易沉积于肾小管使之受损。临床表现包括尿中出现红细胞、白细胞和颗粒管型,蛋白尿,血 BUN、Cr 升高,肌酐清除率下降。

防治措施。①一般措施:询问肾脏病史;化疗前及化疗过程中检查尿常规、肾功能等情况;化疗时要嘱患者多饮水,同时注意静脉补液,记录 24 小时出入量;每日尿量小于 2000mL 时应增加补液,并加用甘露醇或呋塞米(速尿)等利尿;出现管型尿、蛋白尿、肾功能损伤时应及时处理并调整化疗;避免使用具有肾毒性的头孢类、氨基糖苷类抗生素及噻嗪类利尿剂等。②顺铂剂量>60mg/m² 时需配合水化。具体方法如下。第 1 天:5%葡萄糖盐水 500mL 静滴;20%甘露醇 125mL(20 分钟内滴完);应用量 DDP 静滴 2 小时;20%甘露醇 125mL(20 分钟内滴完);5%葡萄糖 1000mL 静滴;10%葡萄糖 500mL 静滴;15%氯化钾 10mL,维生素 C 3g,维生素 B₆ 300mg 静滴。第 2 天:5%葡萄糖盐水 1000mL 静滴;10%葡萄糖1000mL 静滴;15%氯化钾 10mL,维生素 C 3g、维生素 B₆ 300mg 静滴。第3 天:同第 2 天。记录第 1、2 天的 24 小时出入量,应保持 24 小时尿量在 2000mL 以上,否则应增加输液量并用呋塞米。③为避免甲氨蝶呤在肾小管沉积,可口服碱性药物如碳酸氢钠以利于其排泄。

出血性膀胱炎:主要致毒药物有环磷酰胺、异环磷酰胺、喜树碱。临床表现包括尿频、尿急、尿痛及血尿,症状的轻重与药物剂量有关。

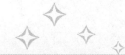

防治措施

- 一般措施同上。
- 异环磷酰胺导致出血性膀胱炎的发生率高，目前常规使用 Mesna 可明显减轻其膀胱毒性作用。

尿酸性肾病：发病机制是对化疗敏感的肿瘤如白血病、淋巴瘤等化疗后大量肿瘤细胞被迅速破坏，导致血中尿酸急剧增加，在肾脏集合管及关节腔内沉积、结晶。临床表现为继发性痛风表现，生化标志为血尿酸浓度超过正常上限，有关节痛及肾功能改变。

防治措施

- 一般措施同上。
- 治疗痛风的药物如别嘌呤醇、丙磺舒等均可使用。

(9)过敏反应。抗癌药物可引起过敏反应。最常见为门冬酰胺酶、紫杉醇、博来霉素、替尼泊苷和平阳霉素。门冬酰胺酶及紫杉醇用药前常规应用地塞米松和抗组胺药。用博来霉素前应用皮质类固醇可预防其过敏反应。一旦发生过敏性体克应及时抢救。

(10)神经毒性。主要致毒药物有长春新碱、长春碱、足叶乙苷、甲氨蝶呤、5-FU。临床表现：长春新碱、长春碱、足叶乙苷等作用于 M 期的药物可引起末梢神经炎，表现为四肢或躯干感觉异常、麻木、无力，有时呈对称性、手套状或袜状感觉障碍，腱反射低下或消失，这些症状早期为可逆，停药后可迅速消失。长春新碱引起的末梢神经病变多在用药后 6~10 周出现，停药后恢复较慢。长春新碱还可影响自主神经系统，出现肠功能紊乱、肠麻痹、便秘，也可累及中枢神经系统，引起颅神经麻痹，出现双眼睑下垂或复视，还可引起小脑症状。长春碱较长春新碱的神经毒性轻。甲氨蝶呤、5-氟尿嘧啶等可引起小脑功能障碍，多为一过性。

防治措施

- 联合用药时，各种药物剂量不宜过大，长春新碱累积量一般不超过 30 mg。
- 密切观察病情，定期做神经系统检查。

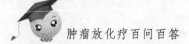
● 若出现神经毒性，应停药或换药，并给予神经营养药物或血管扩张药物，如维生素 B_1、维生素 B_6、地巴唑、烟酸。

● 必要时对症处理。

(11)致癌作用。化疗药除了产生近期毒性外，还可以引起远期毒性。现已证实，很多抗癌药特别是烷化剂和亚硝脲类有明显的致癌作用。部分会发生第二种恶性肿瘤，考虑到许多抗肿瘤药物具有免疫抑制作用，免疫监视功能降低，二重癌可能与化疗药物有关。主要是急性白血病和某些实体肿瘤。故在给患者，特别是儿童患者选择治疗方案时，应充分考虑此种因素。但抗肿瘤药物的治疗作用是主要的，另外二重癌发生率低，肿瘤发生的影响因素多，故抗肿瘤药物的致癌作用尚在探讨中。

(12)不育和致畸形。很多烷化剂也可使女性患者产生永久性卵巢功能障碍和闭经。许多抗肿瘤药物对性器官和生育有影响，其中烷化剂较突出。男性表现为精子减少且活力减低，性功能减退；女性表现为月经失调、子宫内膜增生不良及不孕等，对更年期妇女易导致闭经。部分患者停药后性功能及生育能力可恢复。妊娠早期使用抗肿瘤药物，可引起染色体退行性变，有致畸作用。妊娠 3 个月内应尽量避免使用药物治疗，如必须化疗可在妊娠 3 个月后进行或先人工流产。

(13)免疫抑制。多数抗癌药物有抑制机体免疫功能的作用。作用较强的药物有 CTX、6MP、HN2、5-FU、Ara-C 等。一般认为，抗癌药物的免疫抑制作用可导致患者感染，也影响免疫监视功能，是导致二重癌的可能原因。但也有人认为，免疫抑制对肿瘤的自然病程的影响尚未确定，也可能是某些抗肿瘤药物的有效性的组织部分。在化疗间歇期间，可应用某些免疫调节药物，如白介素、干扰素、肿瘤坏死因子等。

(14)其他毒性反应。如甲氨蝶呤长期应用可引起肝纤维化；阿霉

温馨提示
首次应用博来霉素应加用地塞米松 5 mg 静注 1 次，并密切观察病情，对症处理。首用 L-天冬酰胺酶时应做过敏试验。

素、环磷酰胺、足叶乙苷等常引起脱发;丝裂霉素、阿霉素、足叶乙苷、氮芥、长春新碱等有较强的局部刺激性,使用时如果不慎漏出血管外、皮下可引起局部疼痛和组织坏死等;阿霉素、平阳霉素可引起发热;氟尿嘧啶等引起栓塞性静脉炎。多数化疗药物有免疫抑制作用等。少数患者在博来霉素和 L-天冬酰胺酶初次使用时可发生程度不同的过敏反应,表现为寒战、发热,严重时可引起血压下降、休克致死。

97 化疗药物如何合理运用?

(1)根据毒性调整药物剂量。化疗药物的急性毒性反应一般无蓄积作用,不作为剂量调整的常见原因,但严重的恶心呕吐与其他慢性毒性一样,如神经症状、肝肾功能障碍,达到Ⅲ~Ⅳ级毒性标准,以后用药量要减少 25%~50%,减量后再次出现Ⅲ~Ⅳ级的毒性,提示要再减量 25%~50%或终止治疗。对于和剂量无关的过敏反应,应该中断治疗。程度不严重的过敏反应可通过增加保护性药物的剂量(如地塞米松)和减慢化疗药物输注速度来减轻和避免。博来霉素引起的肺毒性和蒽环类引起的心功能减退,均意味着要终止治疗。Ⅲ~Ⅳ级骨髓抑制和血液毒性并不一定需要减量,在粒细胞集落刺激因子的辅助治疗下,仍可完成全量化疗,预防性应用粒细胞集落刺激因子仍出现Ⅳ级骨髓抑制或Ⅲ级骨髓抑制合并粒细胞减少性发热,则用药量要减少 25%~50%,或推迟用药。

(2)根据清除障碍调整药物剂量。在开始或后续治疗之前,通常要评价肝和肾的功能,一般常用血清胆红素作为调整药物剂量的标准,血清胆红素上升1.5 倍,剂量下降 25%~50%,常适用于被肝清除的药物,而肝代谢障碍应该检测肝脏合成功能(如白蛋白)作为补充。而卡铂剂量的调整根据 AUC(药时曲线下面积)进行。

98 化疗药物在体内是如何代谢的?

各种化疗药物在体内的吸收、分布、代谢和排泄各不相同,但从总的体内代谢规律看,主要有以下共同特点。

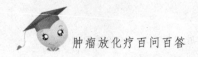

(1)吸收。吸收是指药物由用药部位进入体内大循环的过程。一般情况下给药途径不同,吸收速度亦不同,其吸收速度一般顺序是:静脉>吸入>肌内>皮下>直肠>黏膜>口服>皮肤。口服和肌内注射符合一级动力学过程,静脉滴注多采用恒速输入,符合零级动力学。化疗药物吸收的速度和程度则决定了药理效应起始的快慢和强度。血管外给药生物利用度较低,同时药物进入血液循环的时间有不同程度的延迟。为获得预期的血浆药物浓度,需快速静脉注射,对于肺部肿瘤来说,采用静脉给药,药物首先经右心进入肺脏,肺组织受药量最大。理论上通过动脉给药可选择性地把药物直接导入肿瘤组织内,其所得血液药物浓度应高于同剂量静脉给药的浓度,从而产生更好的抗肿瘤效应,减少毒副反应,然而动脉内注射的危险性也相对增大。局部动脉插管灌注化疗治疗肺癌是否优于系统化疗仍有争论。新的并方便于患者口服的抗肿瘤药物也将成为一种趋势,然而医生必须了解新近手术、既往的化疗都可影响吸收。同时服用影响胃肠动力性的药物,如吗啡类药物和盐酸甲氧氯普胺也可能是一种影响抗肿瘤药物吸收的原因。还应该认识细胞毒性化疗可以改变长期服用的其他药物的血浆浓度,如苯妥英或盐酸维拉帕米。即使是皮下或肌内给药,由于局部药物降解或其他因素亦可以降低生物利用度。

(2)分布。药物在吸收并进入循环后向机体的组织、器官或体液转运的过程称为分布。抗肿瘤药物的分布受器官的血流量、脂肪含量、药物的理化性质的影响。脂溶性强的药物在脂肪组织中分布量较多,而水溶性药物则主要分布在血液。多数抗癌药在体内分布广泛,在迅速增殖的组织中(骨髓、血液细胞等)含量较高,在肿瘤中的含量也较高,但总体来讲缺乏分布的特异性。日前,正处于广泛研究阶段的导向治疗,就是提高肿瘤局部药物浓度的有效方法。化疗药物通过与瘤细胞有亲和性的药物载体结合成复合物,将药物高度特异而且十分准确地导向靶目标瘤细胞,增强了化学药物对瘤细胞的杀灭作用,这类载体有脂质体、单克隆抗体、某些高分子物质等。虽然,导向治疗在理论上和实践中均取得了突破性进展,但是临床上常常由于抗体的专一性不强或体内存在交叉抗原而出现非特异性导向,尚需要进一步研究完善。体内的屏障结构也影响了药物的分布,如血脑屏障是阻止外源性物质进入脑组织的重要屏障,但在脑膜炎、肿瘤脑转移时,这种作用会降低。替尼泊普(鬼臼噻吩苷,威猛)相对分子质量小、脂溶性高,易通过血脑屏障,脑原发肿瘤、脑转移瘤中浓度较高,而脑脊液中浓度较低,相当于血浆浓度的10%,用于中枢神经原发和转移性肿瘤。

(3)代谢。化疗药物进入机体后,在体内酶系统、体液的pH或肠道菌丛的作用下,发生结构转化或称"生物转化"的过程。药物经过代谢一般都失去活性,称为"灭活",为药物在体内消除的主要途径之一。但有的前提是药物本身在体外无生理活性,需在体内被代谢为活性物质后发挥药效,此过程称为"复活",如环磷酰胺,只有在体内代谢生成酮环磷酰胺才具有抗肿瘤作用。

肝脏是药物代谢最重要的部位,代谢可分为Ⅰ相和Ⅱ相反应。Ⅰ相反应为氧化或还原反应,包括P450系统,Ⅱ相反应是结合反应,例如乙酰化和葡萄糖醛酸化。肝功能不良对Ⅰ相代谢(如P450)的影响大于Ⅱ相酶(如葡萄糖醛酸化),在化疗期间监测肝功能,常用血清胆红素作量度指标,但是此量度对判断血浆药物的清除率很不灵敏。营养不良同肝功能不良一样,可引起药物代谢酶的合成减少,清除率降低,而毒性增加,因此化疗中要考虑患者的全身状况。

能与化疗相互作用的潜在药物:由于酮康唑、伊曲康唑、红霉素、克拉霉素(甲红霉素)或柚汁抑制CYP3A4,可导致依托泊苷或长春新碱清除率降低。相反,皮质甾类、苯妥英、苯巴比妥、环磷酰胺或异环磷酰胺诱导CYP3A4,使依托泊苷或长春新碱清除率增强或异环磷酰胺的活性增强。葡萄糖醛酸糖基转移酶由于丙戊酸或布洛芬的抑制,可使表柔比星(表阿霉素)或依立替康的活性代谢物的清除率降低。

(4)排泄。肾和肠道是两个主要排泄途径,两者都是由多个环节组成的复杂过程,任何环节都受疾病或药物的调节。药物从肾小球到输尿管的途径中要经过滤过分泌和重吸收等环节,肌酐清除率常用于代表肾小球滤过率(GPR),肌酐清除率可用一定时间内的尿标本测定,也可根据不同公式计算。肌酐清除率可以用来说明一个人总的肾功能,如果某药主要是从肾清除的话,肾功能降低的患者要考虑减少其剂量。

肾小管的重吸收和分泌作用在药物排泄过程中也很重要。例如顺铂的重吸收具有可饱和性，当输注给药时重吸收按比例增加，这就导致毒性增加。甲氨蝶呤在肾小管也经历分泌和重吸收，且尿的 pH 对这些作用的影响很大，尿碱性化可增加其排泄。

　　肠道排泄的药物多数是进入胆汁后经肠道由粪便排泄，少数药物直接进入消化道排泄。血清胆红素常用于调整被肝清除的药物的剂量，不过血清胆红素仅是排泄障碍的一种标志，与肝代谢障碍的关系不大，人血白蛋白常用来衡量肝合成功能。

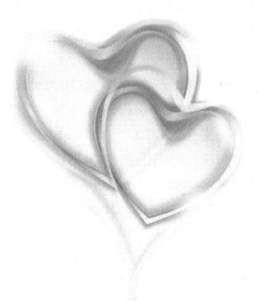

恶性肿瘤化疗过程中的常见问题

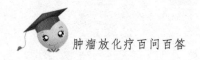

99 **肺癌化疗的适应证有哪些?**

肺癌化疗可分为根治性化疗、姑息性化疗、局部化疗和作为放疗增敏剂的化疗。

(1)根治性化疗。主要用于小细胞肺癌的治疗,其特点是足量足程的联合化疗,以争取达到长期生存或治愈的最终目的。

(2)姑息性化疗。主要用于晚期肺癌,其特点是延迟病变的发展,减轻患者症状,提高生存质量,延长生存时间。

(3)新辅助化疗。是术前或放疗前的化疗,通过化疗使病变转变为可手术或放疗,同时期望通过减少微转移而提高长期生存率。

(4)辅助化疗。是术后或放疗后的化疗,期望通过减少微转移来提高生存率,特别是提高无瘤生存时间。原则上分期在ⅠB期以上的非小细胞肺癌均需要辅助化疗,但不主张全肺切除的患者行术后辅助化疗。

(5)局部化疗。通过放射介入法,在支气管动脉内直接注入化疗药物,以此来提高肿瘤局部的药物浓度。

(6)胸腔及心包腔化疗。为控制胸腔或心包恶性积液,在抽出胸腔及心包积液后向胸腔及心包腔内直接注入化疗药物的方法。

(7)作为放疗增敏剂的化疗。

100 **肺癌化疗的禁忌证有哪些?**

(1)KPs低于60或PS高于2的肺癌患者不宜进行化疗。

(2)白细胞计数低于3.0×10^9/L、血小板计数低于80×10^9/L、红细胞计数低于2×10^{12}/L的肺癌患者不宜进行化疗。

(3)肺癌患者伴有心肝肾功能严重障碍,或有严重并发症、感染发热、出血倾向者不宜化疗。

在化疗中如出现以下情况应考虑减、停药或换药
- 治疗2周期后病变仍进展,或在化疗周期的休息期中再度恶化者。
- 化疗不良反应达4级,对患者生命有明显威胁时。
- 出现严重的并发症。

101 肺癌化疗并发症的防范和处理措施有哪些？

肺癌最常见的并发症是感染、出血等。肺癌患者常并发感染，特别是肺部肿瘤压迫气管或支气管造成肺不张引起阻塞性肺炎等，或化疗期间中性粒细胞下降伴感染性发热，常使患者处于危急状态。为了不延误治疗，采集标本后应立即开始治疗。

并发症的治疗中应遵循以下原则

- 根据经验尽早使用广谱抗生素。
- 联合用药。
- 足够的治疗期限。
- 静脉给药。

在有些情况下，如肿瘤引起的阻塞性肺炎，单纯的抗感染治疗估计效果不理想，而病理提示可能对化疗敏感的患者，也可在积极抗感染治疗期间考虑化疗后出血是肺癌常见的并发症，也是致死的主要原因之一。肺癌侵蚀血管造成痰中带血、咯血，偶尔化疗、放疗使肿瘤退缩时也可引起毛细血管或小血管破裂造成咯血。化疗或放疗引起骨髓造血功能低下，导致继发性血小板减少症引起出

温馨提示

如是血小板低下造成的出血，则积极输注血小板、白介素-2或促血小板生成素可达到治疗的目的。

血。出血容易并发感染，出血量大时易造成窒息，因此应积极地给予抗感染、止血治疗，必要时也可通过化疗或放疗使肿瘤缩小而达到止血的目的。

102 肺癌常用化疗药物有哪些？

环磷酰胺、5-氟尿嘧啶、丝裂霉素、多柔比星(阿霉素)、表柔比星(表阿霉素)、丙卡巴肼(甲基苄肼)、氮芥、长春新碱、甲氨蝶呤、洛莫司汀、顺铂、紫杉醇等。应根据肺癌的类型和患者的全身症状合理选用药物，并根据单纯化疗，还是辅助化疗选择给药方法，决定疗程的长短以及哪几种药物联合应用等以提高化疗疗效。

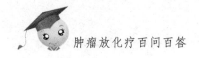

103 肺癌联合化疗的原则是什么？

联合化疗可获得单药治疗无法达到的三个目的：一为在机体可耐受的每一种药物的毒性范围内及不减量的前提下，杀死的肿瘤细胞最多；二为在异质性肿瘤细胞群中杀死更多的耐药细胞株；三为预防或减慢新耐药细胞株的产生。

104 联合化疗的应用方法有哪些？

(1)序贯性化疗。临床上根据肿瘤生长快慢的不同，序贯应用细胞周期非特异性药物和细胞周期特异性药物，以期杀死处于细胞各时相的细胞。对增殖较慢的肿瘤(G0期细胞较多)，化疗效果较差，可先用大剂量细胞周期非特异性药物冲击，以杀灭大量的增殖细胞和G0期细胞，剩余的G0期细胞可部分地进入增殖周期，接着再用周期特异性药物予以杀伤。而对增殖较快的肿瘤可先用细胞周期特异性的药物杀灭，剩余的G0期细胞及其他各期细胞，用细胞周期非特异性药物。

(2)同步化治疗。在肿瘤组织中有处于增殖周期中各个时相的瘤细胞，也有处于非增殖期时相的瘤细胞。细胞周期特异性药物除能杀灭特定的某一期增殖细胞外，有的药物还能延缓周期时相的过程，使细胞堆积于某一时相，当该药作用解除，细胞将同时进入下一时相。这种现象称为同步化作用。在细胞同步化作用以后，选择对细胞积聚的时相或其下一时相的特异性药物，使抗癌药物更多、更有效地杀灭瘤细胞，以提高化疗的疗效。常用的同步于S期的药物有阿糖胞苷、羟基脲、甲氨蝶呤及硫鸟嘌呤；使细胞同步于M期的药物有长春新碱、秋水仙碱、依托泊苷及替尼泊苷；使细胞同步于G2期的药物有博来霉素。

(3)给药顺序。在同步化化疗时要注意第2次给药时间，如第2次给药的时间不当，如提前或错后，都会错过瘤细胞积聚的高峰时间而影响疗效。此外，在瘤细胞同步化的同时，正常的骨髓细胞也会发生同步化，如第2次给药时间不当，也会过多地杀伤正常的骨髓细胞，增加化疗毒性。这一点可利用正常骨髓细胞周期较短,而在同步化阻滞作用消失后,先进入 S 期,当瘤细胞进入 S 期时,骨髓细胞已经完成 DNA 合成,此时使用 S 期特异性药物,即可消灭瘤细胞并能减少对正常骨髓细胞的损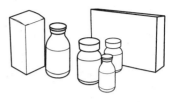

害。另外,同步化疗只适用于生长较慢的肿瘤,有时需多次同步化,才能取得满意的疗效。

105 肺癌联合化疗方案选择需要遵从的原则有哪些?

(1)单药化疗疗效。小细胞肺癌单药化疗的有效率需≥30%,主要有依托泊苷、替尼泊苷、卡铂、环磷酰胺、异环磷酰胺,非小细胞肺癌的单药有效率需≥15%,常见药物为顺铂、长春瑞滨、吉西他滨、紫杉醇、多西紫杉醇、培美曲塞。

(2)选择药物应分别作用于细胞增殖的不同时期。一个相对合理的化疗方案应包括细胞周期非特异性药物和细胞周期特异性药物。烷化剂和抗生素类抗肿瘤药物以及 DDP 为细胞周期非特异性药物,作用于 S 期的药物有长春瑞滨、吉西他滨、紫杉醇、多西紫杉醇、培美曲塞,作用于 M 期的药物有长春碱类、依托泊苷类。

(3)化疗药物间有增效、协同作用。其毒性作用于不同的靶器官,不产生叠加反应,化疗药物之间没有交叉耐药。

(4)肺癌化疗方案的选择必须遵循循证医学的原则。达到一定病例数的随机、多中心的临床试验结果可作为新方案的依据。

(5) 基于生物标志物的化疗方案选择。肺癌药物基因学发现了 ERCCI 和顺铂、RRM1 和吉西他滨、tubulin(微管蛋白)和紫杉类药物之间的关系。Rosell 报道了第 1 个基于分子标志物分型选择化疗方案的前

> **温馨提示**
>
> 肿瘤细胞 RRM1 高表达的 NSCLC 吉西他滨治疗生存相对较短,tubulin 阳性则使紫杉醇类药物的效果下降。

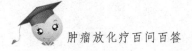

瞻性临床随机对照研究。ERCC1 低表达组对含顺铂的两药方案有 56.6% 的最高反应率,而 ERCC1 高表达组对非铂方案只有 37.7% 的有效率。

106 乳腺癌的化疗方案有哪些?采用什么化疗药物?

在 20 世纪 60 年代以前乳腺癌被认为是一种局部疾病,但 20 世纪 60 年代后,FISHER 提出乳腺癌是一种全身性的疾病,也就是说在乳腺癌诊断的时候就已有相当一部分患者已经发生了肿瘤全身的转移 (血液或骨髓),据统计其发生率高达 26%~30%。

既然乳腺癌是一种全身性疾病,单纯靠手术是不能将这种疾病治愈的,目前乳腺癌的治疗趋势是一个多种治疗方法的综合治疗,包括手术、化疗、放疗以及生物学治疗,同时在我国还有中医中药治疗。

化疗根据情况可以分为三种情况,一种就是初始的化疗,也就是说确诊乳腺癌以后尚未做手术就进行化疗,也叫术前化疗,或者是新辅助化疗。第二种情况就是我们用得最多的,手术后的化疗,也叫作辅助化疗。第三种情况就是乳腺癌治疗完成以后,在相当的一段时间以后发生复发转移,然后对复发转移进行的解救化疗。

乳腺癌对化疗药物中等敏感,其中较有效的药物包括:蒽环类(阿霉素、表柔比星);烷化剂(环磷酰胺、美法仑、塞替派);蒽醌类(米托蒽醌);抗代谢类(甲氨蝶呤、5-氟尿嘧啶、卡培他滨、吉西他滨);长春碱类(长春瑞滨、长春碱)以及紫杉类(紫杉醇、多西紫杉醇)。这几类化疗药物具有不同的抗瘤机制,毒性仅仅为部分重叠。

在不影响生活质量的基础上,不同作用机制和不同毒性的化疗药物组成的联合化疗方案明显提高了乳腺癌的治疗效果。如 CMF、CM-

温馨提示

单药化疗的有效率低,缓解期短,但患者生活质量较好,一般常选多药联合方案治疗或单药序贯化疗。

FVP、FAC 方案治疗晚期乳腺癌的总体有效率达 50% 左右，缓解期为 8~12 个月，生存期接近 2 年。随机临床试验证明联合化疗的客观有效率明显高于单药化疗。蒽环类化疗药物在乳腺癌的新辅助化疗、早期乳腺癌的辅助化疗以及复发转移解救化疗中都占有非常重要的地位。紫杉类化疗药物的问世是乳腺癌化疗的一个重大突破，在蒽环类基础上加紫杉类化疗药物可进一步提高乳腺癌化疗的疗效。

随着分子生物学技术的进步，人类可以在分子水平上去研究乳腺癌等恶性肿瘤的发生、侵袭的机制，并在分子水平上设计针对不同靶点的新型药物。曲妥珠单抗是针对 HER2 的单克隆抗体，不仅单药治疗 HER2 阳性的乳腺癌有效，而且与化疗联合可以提高疗效。目前已经用于 HER2 阳性乳腺癌的治疗。

107 新辅助化疗对治疗乳腺癌有哪些好处?

新辅助化疗也叫手术前化疗,乳腺癌被认为是一种全身性的疾病,做新辅助化疗有以下几个好处:第一,可以缩小肿瘤,增加保乳的机会;第二,用化疗药以后可以减少肿瘤的增殖活性，防止在手术过程中肿瘤的进一步扩散;第三,它可以杀灭已经跑到血液或者骨髓中的微转移肿瘤;最后一个,也就是目前认为最关键的一个,做新辅助化疗可以了解这个药物在人体内的有效性,即化疗药物的敏感性,这是一个非常好的,相当于抗生素一样的人体药物试验,为今后的化疗用药提供了一个非常有利的指导。

108 乳腺癌的化疗药剂量是越大越好吗?

乳腺癌治疗和化疗方案的选择是有规范的,用药具体剂量也是有规范的,原则上来讲,药物的剂量是在一定的范围内有一定的规律,比如说蒽环类药物阿霉素,从 30~60mg/m²,随着剂量的提高疗效也有提高,这里讲的剂量是每平方米体表面积的剂量。对于任何一个药物,都要选择一个合适的剂量,也不是说越多越好,但是在一定范围内剂量低了就起不到疗效,应根据药物的特点选择合适的剂量。

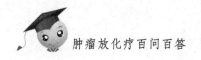
109 乳腺癌化疗常见不良反应有哪些?

化疗会对机体会产生一些影响,特别是增殖比较活跃的细胞受影响就更大。

化疗可以引起全身多个系统的不良反应

- 骨髓抑制:也就是引起白细胞降低、血小板减少,甚至有的出现贫血。
- 胃肠道的反应:这也是让患者难以坚持或者不愿意完成化疗的重要原因,就是强烈的恶心和呕吐,让患者难受,而且不能进食。
- 化疗以后可以引起一些口腔黏膜的炎症,有些出现口腔溃疡、黏膜溃疡。
- 脱发:有的患者化疗2个周期以后开始掉头发,当然这种脱发不是永久性的脱发,在化疗结束以后大多数患者头发还可以再生。
- 肝脏和肾脏功能的损害:根据不同的药物,它的损害程度是不一样的,可以出现转氨酶升高、黄疸,严重的时候还可以产生急性肾衰竭。
- 心脏毒性:尤其是蒽环类药物对心脏的毒性是比较明显的,患者可以出现心慌、胸闷,甚至心律失常、心脏缺血的改变。
- 过敏反应:有些化疗药物可以引起过敏。过敏也可以分为两大类,一是急性的超过敏反应,还有一种是慢性的过敏反应。急性的超过敏反应多见于紫杉类,也是刚才谈到的比较有效的一种化疗药物,像多西紫杉醇,还有紫杉醇,这类药物比较严重的反应就是过敏反应。
- 对一些末梢神经的损害,这类药物特别是刚才说的紫杉类,这种副反应也比较突出,化疗以后患者感觉到手脚发木、发麻,有的甚至感觉比较迟钝,需当心被烫伤,因为这个时期用手去抓一些热的东西,感觉不好(迟钝),会引起烫伤。
- 有的患者可以引起腹泻,有的患者化疗以后很快出现腹泻,一天10~20次,都是稀水样便,可以做大便化验进行鉴别。
- 对全身免疫力以及内分泌的影响,特别是年轻女性,化疗以后可能使得卵巢功能受影响,有的就绝经了,有的提前绝经。有的可能影响她的生育能力,同时,有些化疗药还可能致畸。
- 化疗的时候,如果药物外渗,可以引起皮肤、皮下组织的一些坏死,化学药物刺激静脉,可以引起静脉炎,甚至静脉血栓。
- 化疗是一个既有利又有弊的一种治疗方法。所以在制订治疗方案的时候,特别是对一些老年患者,我们要权衡化疗带来的益处和坏处,来决定做还是不做化疗。

110 化疗后出现毒副作用有相应处理方法吗？

常见的白细胞下降,目前应用 GCSF 基本上可以解决这个问题。恶心、呕吐也是很多患者会出现的不良反应,也有很多的药物可以进行对抗,如果说效果不是很好,可以用一些地塞米松。

111 乳腺癌术后辅助化疗一般做几个周期？有哪些方案？

原则上来讲是 4~8 个疗程,比方我们用 CAF 方案是 4 个疗程,如果使用 CEF 方案是 6 个疗程。原则上来讲 6 个疗程,这是最基本的。常用的方案应该有三类:第一类是非蒽环类;第二类是蒽环类方案,如 CEF 或者 CAF 方案,这个目前用得也比较多;第三个方案是紫杉类药物,比如 TAC 方案,目前用第二、三类方案较多。术后辅助化疗,除了年老体弱的患者,绝大部分都是属于联合化疗。很多临床观察,都是提示联合化疗要好于单药化疗。

112 胃癌术后多长时间开始化疗？

数十年来的临床研究,对胃癌化疗已获得丰富经验,联合化疗的疗效在不断地提高,尤其是近年来发现了一些有独特作用机制的新药,疗效已有明显的提高。

一般建议术后 3~4 周开始静脉化疗,但需要依据患者术后身体的恢复情况,年龄较大或者身体恢复较慢的患者可以适当延长时间,但尽量不要超过 3 个月。

113 化疗有哪些作用？

化学药物治疗在胃癌的综合治疗中占有一定地位。20 世纪 70 年代盛行以丝裂霉素 C、5-氟尿嘧啶和阿霉素为主的化学疗法方案。1987 年开始应用依托泊苷、顺铂(CDDP)、多柔比星、氟尿嘧啶等药物方案;近十多年来,医生们开始应用 S-1(或替吉奥)、卡培他滨以及奥沙利铂、氟尿嘧啶、亚叶酸钙、多西他赛、伊立替康(CPT-11)等为中心的综合治疗方案。2010 年 GASTRIC 研究组

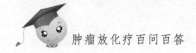

(Global Advanced/Adjuvant Stomach Tumor Research International Collaboration)进行的一项分析显示，辅助化学疗法显著改善无病生存期和总生存期,5年生存率可增加约50%,而包含氟尿嘧啶的化疗方案显著降低病死率。

众所周知,化疗药不完美,副作用严重限制了它的使用。化疗药物杀死癌细胞的同时，最大副作用就是杀死大量免疫细胞。由于化疗相对低廉的费用,它仍然会是多数癌症治疗的主力。

每个化疗药物作用机制都不同,现代化疗大部分是使用药物组合，而且随时都在优化。因为研究发现,某些化疗药

温馨提示

如果有证据说明新的组合更好,那么大家就会用新的疗法。绝大多数化疗的目的是延长患者生命,而非治愈。

物组合之后,比单独使用效果好很多,经常会产生1+1>2的效果。对于胃癌,使用的化疗药物组合也不是完全相同的;需要根据患者的病情进行合理选择和适当调整。而且最优化疗组合方案并不是一成不变的,而是随时在调整改进。

114 胃癌化疗前需要进行哪些检查？

(1)血常规。主要了解血红蛋白、白细胞、血小板是否在正常范围,确定前次化疗造成的骨髓抑制情况是否已得到改善。

(2)肝肾功能、血糖和电解质。了解转氨酶、胆红素、白蛋白、肌酐、尿素等指标,评估是否存在严重的肝损害或肾功能不全,评估患者营养状态和代谢情况,及时终止或调整化疗方案。

(3)心电图。了解心脏情况,评估化疗药物的心脏毒性,一旦发现有异常情况,及时处理,必要时行心肌酶检查。

(4)B超、胸片或CT等检查。在病情需要时,应尽可能完善各项相关检查,评估疾病的治疗效果。

115 胃癌化疗常用药物的不良反应有哪些？

(1)顺铂(DDP)。顺铂是多种实体瘤的一线用药,可作为放疗增敏剂。临床

研究已表明,大剂量顺铂对多种实体肿瘤有效,其疗效可观,抗癌谱广。

主要不良反应如下。

● 最严重是肾毒性,常见于用药后 10~15 天发生。出现肾小管损伤(顺铂可以在肾小管中结晶损伤肾小管),表现为血尿,血尿素氮、血肌酐升高,肌酐清除率降低,常为可逆性,但反复、大量治疗可致轻中度肾损害。除了充分水化外,尚无其他有效的

> **温馨提示**
>
> 水化可不改变顺铂血药浓度及顺铂尿液排泄量,同时降低尿中顺铂浓度,减少与肾小管细胞结合,从而减少顺铂肾脏毒性。每日用量>40mg,则需常规水化、碱化处理,因为肿瘤坏死后可产生酸性代谢物引起肾功能损害。

预防手段。大剂量顺铂化疗在无水、无利尿措施时肾毒性发生率为100%。水化可缩短顺铂血浆浓度半衰期、增加顺铂肾脏清除率。

● 严重的消化道反应:用药后 1~2 小时可发生恶心、急性呕吐,持续 1 周,停药后 2~3 天消失。可用强效止吐剂如 5-羟色胺、地塞米松、昂丹司琼等控制急性呕吐。

● 神经毒性:与用药总剂量有关。表现为听神经毒性如耳鸣、耳聋、听力下降,不可逆的高频听力丧失。中耳炎患者禁用顺铂。与氨基糖苷类抗生素(链霉素、庆大霉素等)合用,可产生致命性肾衰竭,并致耳聋。末梢神经毒性表现为手脚袜套样感觉减弱或丧失、肌力下降等,通常难以恢复。

● 骨髓抑制较轻:发生率与剂量相关,剂量≤100mg/m²,发生率为 10%~20%;剂量≥120mg/m² 发生率可达 40%,可与联合化疗中其他抗癌药的骨髓毒性叠加,白细胞<3.5×10⁹/L、血小板<75×10⁹/L 需谨慎使用,甚至停用。

(2)草酸铂/奥沙利铂(L-OHP)。第三代铂类抗肿瘤药。与顺铂无交叉耐药,可用于胃癌晚期一、二线治疗和术后辅助治疗。

不良反应:少而轻,与 5-FU 联用时,毒副作用增强。

● 末梢神经炎:发生率82%,有时可伴有口腔周围、上呼吸道、上消化道的

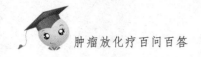
痉挛及感觉障碍,可自行恢复而无后遗症。可因感冒而激发或加重。外周感觉神经病变为剂量限制性(累积剂量>800mg/m²),轻者表现为肢端、口周的感觉迟钝、咽喉部感觉麻木、舌部感觉异常、手臂疼痛、眼睑下垂等;重者表现为共济失调、失语等,可能有永久性感觉异常和功能障碍。

控制奥沙利铂的输注时间(2~3小时),在输注奥沙利铂时及输注后数小时之内避免冷刺激,包括避免:饮食冷凉物、呼吸较冷的空气、接触冷物(冬天避免接触金属类物);化疗期间禁用冷水洗脸、刷牙、漱口等,要适当保温,注意患者肢端的保暖,防止低温痉挛,防止发生外周神经毒性反应。

● 消化道毒性:发生率64.9%,可预防性给予治疗性止吐药。

● 骨髓抑制偶尔可达3~4级。

(3)伊立替康(CPT-11)不良反应。

● 消化道反应:伊立替康化疗中出现的消化道反应较重,患者有恶心、呕吐但未出现腹泻症状或前兆时,可用甲氧氯普胺对症处理;如果伴有腹泻症状或前驱症状时慎用甲氧氯普胺,避免胃肠蠕动增强后诱发加重腹泻。

● 迟发性腹泻:伊立替康所致腹泻率高达90%,常为退发性(用药后24小时),也有速发的,严重者还有"致命性腹泻"。用药前常规备洛呱丁胺(易蒙停)(不预防性用药),一旦出现腹泻立即服用,首次口服4mg,以后2mg/2h,直到末次水样便后继续用药12小时,总共用药时间48小时。一定要与患者做好沟通,做好预防措施。

● 伊立替康与奥沙利铂合用时患者可能发生胆碱能综合征,如果患者出现过(腹痛、唾液分泌增多、多汗、流泪)等状况后,下次治疗前可给予阿托品0.25mg皮下注射预处理,以缓解症状。

(4)紫杉醇不良反应。

● 过敏反应:发生率为39%,其中严重过敏反应发生率为2%。表现为支气管痉挛性呼吸困难、荨麻疹、低血压。几乎都发生在用药后最初的10分钟,严重反应常发生在用药后2~3分钟。给予紫杉醇抗过敏反应的药物为常规应用,不得擅自停用,使用后过敏反应的发生率可降至50%以下。

● 紫杉醇治疗后2~6小时,2%~27%患者也可发生与剂量有关的3~4级外周神经病变。

● 紫杉醇的剂量限制性毒性是中性粒细胞减少或粒细胞减少，需要给予粒细胞集落刺激因子(G-CSF)，把输液时间从 24 小时缩短到 3 小时。

● 少量患者可出现明显的心血管不良反应，包括心肌梗死、心房颤动、轻度充血性心力衰竭、室性心动过速、室性心律不齐等。

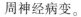 **116 大肠癌的治疗方法有哪些?**

大肠癌包括结肠癌与直肠癌，是最常见的恶性肿瘤。其发病率在世界不同地区差异很大，以北美、大洋洲最高，欧洲居中，亚非地区较低。我国南方，特别是东南沿海明显高于北方。近 20 年来，世界上多数国家大肠癌(主要是结肠癌)发病率呈上升趋势。我国大肠癌发病率上升趋势亦十分明显。

大肠癌的治疗关键在早期发现与早期诊断，从而能有根治机会。

(1)外科治疗。大肠癌的唯一根治方法是癌肿的早期切除。对有广泛癌转移者，如病变肠段已不能切除，则应进行捷径、造瘘等姑息手术。

(2)经结肠镜治疗。结肠腺瘤癌变和乳膜内的早期癌可经结肠镜用高频电凝切除。切除后的息肉回收做病理检查，如癌未累及基底部则可认为治疗完成;如累及根部，需追加手术，彻底切除有癌组织的部分。对晚期结直肠癌形成肠梗阻，患者一般情况差不能手术者，可用激光打通肿瘤组织，作为一种姑息疗法。

(3)化学治疗。大肠癌对化学药物一般不是很敏感，是一种辅助疗法。早期癌根治后一般不需化疗。氟尿嘧啶(5-FU)至今仍是大肠癌化疗的首选药物，常与其他化疗药联合应用。

(4)放射治疗。用于直肠癌，术前放疗可提高手术切除率和降低术后复发率;术后放疗仅用于手术未达根治或术后局部复发者。但放疗有发生放射性直肠炎的危险。

(5)手术后的肠镜随访。鉴于术后可发生第二处原发大肠癌(异时癌)，术中可能漏掉同时存在的第二处癌，故主张在术后3~6个月即行首次结肠检查。

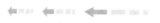

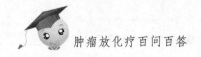
117 什么是淋巴瘤？淋巴瘤的分类如何？

淋巴瘤是一组原发于淋巴结或淋巴组织的恶性肿瘤。由于起病方式、淋巴结外组织器官的涉及率、病程进展以及对治疗反应的不同，可将本病分为霍奇金病(HD)和非霍奇金淋巴瘤(NHL)两大类。淋巴瘤的病因迄今尚不清楚。有证据表明,可能与病毒感染、细菌感染(幽门螺杆菌)、免疫功能缺陷(干燥综合征)和多种化学、物理因素有关。

> **温馨提示**
>
> 放射治疗与化学治疗是治疗淋巴瘤的主要措施,尤其是霍奇金病,但合理治疗方案的制订,有赖于正确的病理分型和临床分期。

118 霍奇金病的治疗原则有哪些？

霍奇金病(HD)已成为可治愈的肿瘤之一,其具体治疗原则如下。

(1)目前短程化疗与局部放疗的联合应用,早期患者也可以单独放疗,而对于巨大纵隔肿物患者,5 个疗程 ABVD 或更强的化疗方案联合局部放疗是较为理想的选择。对于Ⅲ、Ⅳ期晚期患者多根据患者的危险因素及年龄而采用相对较强的化疗方案及更多的化疗周期数,必要时做局部放疗。脾侵犯(巨脾)经化疗、放疗效果不佳,或有脾功能亢进,可行脾切除。

复发病例:凡放疗后复发,用联合化疗可取得类似初治病例的好疗效;化疗后复发者,凡化疗后缓解 1 年以上复发,用原方案化疗即可,凡化疗后缓解不足 1 年复发者,则改换化疗方案,如原用 MOPP 改为 ABVD,原用 ABVD,改为 MOPP,如果对 MOPP 及 ABVD 两种方案均抗拒,则改用新化疗方案。

(2)对于初始治疗不能完全缓解的难治病例或短期内(12 个月内)复发的病例可考虑行大剂量化疗联合自体造血干细胞移植治疗。

儿童及未成年患者,以足量联合化疗为主,如果需加放疗,可用根治量的 1/2,且放射野需对称性。

(3)MOPP 方案对生殖系统的毒性和继发性白血病限制了其广泛应用。目

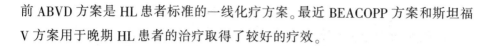

前 ABVD 方案是 HL 患者标准的一线化疗方案。最近 BEACOPP 方案和斯坦福 V 方案用于晚期 HL 患者的治疗取得了较好的疗效。

119 非霍奇金淋巴瘤的治疗原则有哪些？

非霍奇金淋巴瘤(NHL)分为惰性、侵袭性和高度侵袭性,治疗策略各不相同。

(1)惰性 NHL。主要包括滤泡性淋巴瘤、小淋巴细胞性淋巴瘤、黏膜相关淋巴组织淋巴瘤等。惰性淋巴瘤发展较缓慢，自然病程长,病变较广泛,强烈化疗并不能延长生存期,而且容易复发。主张在病情稳定、没有影响生活质量和主要脏器功能时,可以等待观察，尽可能推迟化疗。

温馨提示

单克隆抗体美罗华对于复发的滤泡性淋巴瘤有效率达 35%~50%。异基因造血干细胞移植可使复发的滤泡性淋巴瘤患者产生高的完全缓解率,部分得到根治。滤泡性淋巴瘤有很高的比例转化为弥漫性大 B 细胞淋巴瘤（每年7%），大约 40%患者在病程的某个时期重复活检被证实有转型,此时需加强联合化疗。

如病情进展或发生并发症者可给予必要的化疗,化疗方案不宜过强,一般情况下单药瘤可宁(苯丁酸氮芥)或COP 或 CHOP 方案即可。对于Ⅰ~Ⅱ期早期患者,单纯受侵野的放疗将会产生极好的治疗效果。新的细胞毒药物如氟达拉滨治疗滤泡性淋巴瘤已经取得较好疗效。

胃肠道的黏膜相关淋巴组织(MALI)淋巴瘤,发病和演变与幽门螺杆菌感染有关,首选抗幽门螺杆菌感染,治疗后必须行严格内镜随诊,观察期应相对较长,持续反应较差的患者可给予局部放疗,基本不考虑手术治疗。对于晚期患者,常以联合化疗为主,合并局部放疗。

(2)侵袭性 NHL。主要包括弥漫性大 B 细胞淋巴瘤、套细胞淋巴瘤,外周 T

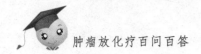
细胞淋巴瘤、鼻型 NK/T 细胞淋巴瘤、间变大细胞淋巴瘤等。化疗在综合治疗中占主导地位,而放疗可有效地控制局部病变,两者有机结合,使Ⅰ、Ⅱ期患者的疗效优于单纯化疗或单纯放疗组。Ⅲ、Ⅳ期患者以化疗为主,诱导化疗后辅以局部放疗。套细胞淋巴瘤占全部 NHL 的 6%。套细胞淋巴瘤有 70% 的患者在诊断时已是Ⅲ期以上病变,常侵犯骨髓及外周血。套细胞淋巴瘤化疗的疗效很不满意,只有少数患者达到完全缓解。大剂量放化疗联合自体造血干细胞移植较常规化疗的疗效有了提高,但复发率仍较高。

> **对低、中、高度淋巴瘤复发病例的处理原则**
>
> 采用比原治疗方案强的化疗方案,或改换新化疗方案,必要时,加放疗。

(3)高度侵袭性 NHL。主要为淋巴母细胞淋巴瘤和伯吉特淋巴瘤。其标准一线治疗方案如单纯 CHOP 方案显然不够,目前常采用与急性白血病类似的方案治疗,早期预防中枢神经系统侵犯。完全缓解后主张早期行大剂量放化疗联合自体或异基因造血干细胞移植。